Anatomia
e Fisiologia
para Enfermagem

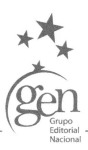

O GEN | Grupo Editorial Nacional – maior plataforma editorial brasileira no segmento científico, técnico e profissional – publica conteúdos nas áreas de ciências da saúde, exatas, humanas, jurídicas e sociais aplicadas, além de prover serviços direcionados à educação continuada e à preparação para concursos.

As editoras que integram o GEN, das mais respeitadas no mercado editorial, construíram catálogos inigualáveis, com obras decisivas para a formação acadêmica e o aperfeiçoamento de várias gerações de profissionais e estudantes, tendo se tornado sinônimo de qualidade e seriedade.

A missão do GEN e dos núcleos de conteúdo que o compõem é prover a melhor informação científica e distribuí-la de maneira flexível e conveniente, a preços justos, gerando benefícios e servindo a autores, docentes, livreiros, funcionários, colaboradores e acionistas.

Nosso comportamento ético incondicional e nossa responsabilidade social e ambiental são reforçados pela natureza educacional de nossa atividade e dão sustentabilidade ao crescimento contínuo e à rentabilidade do grupo.

Anatomia e Fisiologia
para Enfermagem

Emilia Emi Kawamoto

Formada pela Escola de Enfermagem da Universidade de São Paulo — USP. Experiência profissional nas áreas hospitalar, de ensino e de assessoria técnica. Publicou vários livros pela E.P.U. — Editora Pedagógica e Universitária Ltda. — e Editora Guanabara Koogan.

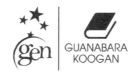

- A autora deste livro e a EDITORA GUANABARA KOOGAN LTDA. empenharam seus melhores esforços para assegurar que as informações e os procedimentos apresentados no texto estejam em acordo com os padrões aceitos à época da publicação, *e todos os dados foram atualizados pela autora até a data da entrega dos originais à editora.* Entretanto, tendo em conta a evolução das ciências da saúde, as mudanças regulamentares governamentais e o constante fluxo de novas informações sobre terapêutica medicamentosa e reações adversas a fármacos, recomendamos enfaticamente que os leitores consultem sempre outras fontes fidedignas, de modo a se certificarem de que as informações contidas neste livro estão corretas e de que não houve alterações nas dosagens recomendadas ou na legislação regulamentadora.

- A autora e a editora se empenharam para citar adequadamente e dar o devido crédito a todos os detentores de direitos autorais de qualquer material utilizado neste livro, dispondo-se a possíveis acertos posteriores caso, inadvertida e involuntariamente, a identificação de algum deles tenha sido omitida.

- **Atendimento ao cliente: (11) 5080-0751 | faleconosco@grupogen.com.br**

- Direitos exclusivos para a língua portuguesa
Copyright © 2016 by
EDITORA GUANABARA KOOGAN LTDA.
Uma editora integrante do GEN | Grupo Editorial Nacional
Travessa do Ouvidor, 11
Rio de Janeiro – RJ – CEP 20040-040
www.grupogen.com.br

  Reservados todos os direitos. É proibida a duplicação ou reprodução deste volume, no todo ou em parte, em quaisquer formas ou por quaisquer meios (eletrônico, mecânico, gravação, fotocópia, distribuição pela Internet ou outros), sem permissão, por escrito, da EDITORA GUANABARA KOOGAN LTDA.

- Capa: Editorial Saúde
Editoração eletrônica: Diretriz

- Ficha catalográfica

K32a

    Kawamoto, Emilia Emi
        Anatomia e fisiologia para enfermagem / Emilia Emi Kawamoto. - 1 . ed. - [Reimpr.]. - Rio de Janeiro: Guanabara Koogan, 2023.
        il.

    ISBN 978-85-277-2873-7

    1. Fisiologia humana. 2. Anatomia humana. 3. Enfermagem. I. Título.

15-28857   CDD: 612
                                                                               CDU: 612

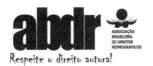

Apresentação

Esta obra foi elaborada com o objetivo de atender as demandas dos estudantes de enfermagem, que necessitam conhecer a estrutura e o funcionamento do corpo humano.

Prática, didática e objetiva, *Anatomia e Fisiologia para Enfermagem* oferece um valioso conteúdo, divido em 2 partes – compostas por 17 capítulos –, 4 apêndices e bibliografia. A primeira parte dedica-se aos conceitos fundamentais de anatomia, fisiologia, citologia e histologia, e a segunda, ricamente ilustrada, apresenta os sistemas orgânicos, descrevendo detalhadamente suas estruturas e funções.

Os elementos da obra, como organização, formato, desenho gráfico e recursos pedagógicos, foram escolhidos criteriosamente para tornar as informações mais diretas e facilitar a consulta. Entre as principais características, destacam-se as ilustrações de excelente qualidade, os quadros que ressaltam temas importantes e as seções de *Resumo* e *Exercício* ao final de cada capítulo.

Sumário

Parte 1 Conceitos Fundamentais, 1

  1 Anatomia Humana, 3

  2 Fisiologia Humana, 13

  3 Citologia Básica, 19

  4 Histologia Básica, 23

Parte 2 Sistemas Orgânicos, 31

  5 Sistema Nervoso, 33

  6 Sistema Sensorial, 44

  7 Sistema Tegumentar, 53

  8 Sistema Esquelético, 58

  9 Sistema Muscular Esquelético, 73

  10 Sistema Sanguíneo, 84

  11 Sistema Cardíaco, 91

  12 Sistema Vascular, 99

  13 Sistema Respiratório, 110

  14 Sistema Digestório, 119

  15 Sistema Urinário, 130

  16 Sistema Genital, 136

  17 Sistema Endócrino, 146

Apêndices, 153

Glossário, 155

Terminologia Anatômica, 156

Distúrbios na Anatomia/ Fisiologia Humana, 158

Respostas às Figuras dos Exercícios, 163

Bibliografia, 167

Índice Alfabético, 169

ANATOMIA
E FISIOLOGIA
PARA ENFERMAGEM

Parte 1

Conceitos Fundamentais

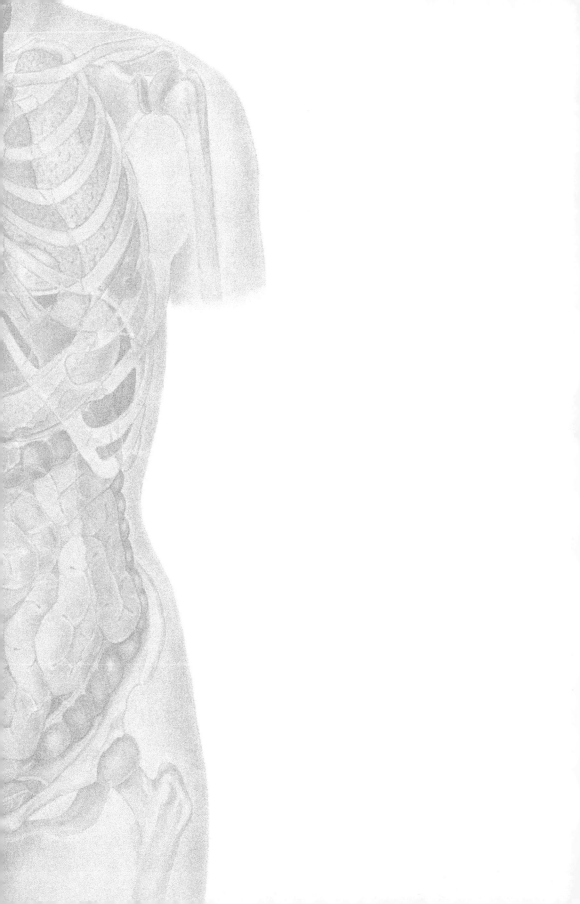

Capítulo 1

Anatomia Humana

Definições

Anatomia humana é a ciência que estuda a estrutura e a forma do corpo humano. A palavra "anatomia" tem origem no termo grego *anatomé*, que significa *cortar de alto a baixo*.

A *fisiologia humana*, descrita no Capítulo 2 | Fisiologia, é o estudo das reações físicas e químicas normais que ocorrem no organismo humano.

A anatomia estuda a *forma* (morfologia), e a fisiologia se encarrega do estudo do *funcionamento* do corpo.

Variações anatômicas

Sob o aspecto anatômico, os seres humanos não são exatamente iguais entre si. Considerados os padrões de normalidade, há diversas diferenças morfológicas (de forma) internas e externas que não trazem prejuízo para o funcionamento do corpo. Por exemplo, um indivíduo de 1,60 m de altura tem equilíbrio para andar da mesma maneira que um de 1,70 m de altura, e uma pessoa com olhos amendoados, comuns nos orientais, pode enxergar tão bem quanto alguém com olhos característicos ocidentais.

Seria impraticável considerar as muitas diferenças morfológicas em uma descrição anatômica; por isso, em anatomia, obedece-se a um *padrão de referência*, o qual nada mais é do que um dado estatístico correspondendo ao que ocorre na maioria dos seres.

Fatores de variação anatômica

Os fatores gerais de variação anatômica são:

- Idade: observam-se diferenças anatômicas nos diversos períodos da vida, desde o período intrauterino até a vida extrauterina, do nascimento à idade adulta e ao envelhecimento. Por exemplo, um recém-nascido tem caracteres anatômicos distintos dos de um bebê de três meses
- Sexo: os seres humanos do sexo masculino e os do sexo feminino têm muitas características especiais que os diferenciam, e não apenas as que se referem aos órgãos sexuais

- Etnias: cada etnia tem seus caracteres físicos internos e externos particulares. Por exemplo, como citamos anteriormente, os orientais têm olhos amendoados, e os ocidentais os têm mais arredondados, que são variações anatômicas normais
- Biotipo: é o resultado do conjunto dos caracteres herdados e daqueles adquiridos por influência do meio ambiente. Por exemplo, há indivíduos brevilíneos (baixos e largos), longilíneos (altos e estreitos), mediolíneos (de estrutura mediana, entre os longilíneos e os brevilíneos)
- Evolução: os seres vivos passam por modificações anatômicas ao longo dos tempos.

Constituição do corpo humano

O corpo humano é composto fundamentalmente por células, substâncias intercelulares e fluidos. O agrupamento de células que têm as mesmas propriedades forma determinado tecido. A reunião de vários tecidos diferentes forma um órgão, e a reunião de vários órgãos constitui um sistema. Os sistemas executam funções distintas entre si, mas, em condições normais, funcionam de maneira integrada e harmônica.

Divisões do corpo humano

O corpo humano divide-se em *cabeça, tronco, membros inferiores* e *membros superiores* (Figura 1.1).

A *cabeça* é composta pelo crânio e pela face; o *tronco*, pelo pescoço, pelo tórax, pelo abdome e pela pelve; cada um dos dois *membros inferiores* tem uma raiz (quadril) e uma parte livre (coxa, perna e pé); cada um dos dois *membros superiores* conta com uma raiz que se liga ao tronco (ombro) e uma parte livre (braço, antebraço e mão).

O *pescoço* une a cabeça ao *tórax,* e a sua parte posterior denomina-se nuca. No tórax, encontra-se a *cavidade torácica,* a *cavidade abdominal* (separada da cavidade torácica pelo músculo diafragma) e a *cavidade pélvica*, que é o prolongamento inferior da cavidade abdominal. A parte posterior do tronco denomina-se dorso.

Entre a *coxa* e a *perna* localiza-se o *joelho*, e entre a perna e o *pé*, o *tornozelo*. O pé é constituído por uma parte plantar (sola do pé) e pelo dorso (peito do pé).

Entre o *braço* e o *antebraço* situa-se o *cotovelo*, e entre o braço e a *mão*, o *punho*. A mão é constituída pela *palma*, o *dorso* e cinco *dedos* (polegar, indicador, médio, anular e mínimo).

Cavidades do corpo humano

As cavidades são espaços internos do corpo que abrigam órgãos e estruturas específicas. No corpo humano, as cavidades são cinco (Figura 1.2): *do crânio, canal vertebral* ou *espinal, torácica, abdominal* e *pélvica*.

Cavidade do crânio. Localiza-se no interior do crânio e contém o encéfalo.

Cavidade (canal) vertebral (espinal). Inicia-se na base da cavidade do crânio; essas duas cavidades formam um espaço único contínuo. A cavidade vertebral localiza-se no interior da coluna vertebral, e o seu conteúdo é a medula espinal.

Cavidade torácica. Situa-se no tórax, acima do músculo diafragma, com o mediastino separando a cavidade em lados direito e esquerdo. A cavidade torácica abriga o coração e os seus vasos sanguíneos, o esôfago, o timo, a traqueia, os brônquios e os pulmões.

Cavidade abdominal. Inicia-se logo após a cavidade torácica, na parte superior do abdome. Na cavidade abdominal estão o estômago, a maior parte do intestino, o fígado, a vesícula biliar, o baço, o pâncreas, os rins e os ureteres.

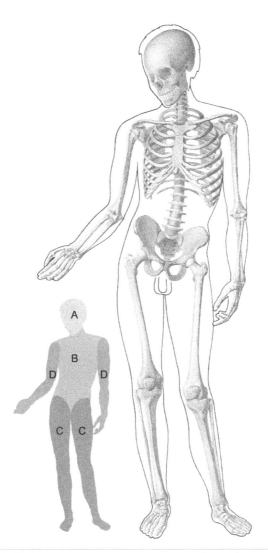

Figura 1.1 Divisões do corpo humano. **A.** Cabeça. **B.** Tronco. **C.** Membros inferiores. **D.** Membros superiores. (Adaptada de Wolf-Heidegger. Atlas de Anatomia Humana. 6. ed. v. 1. 2006.)

Cavidade pélvica. Ocupa o interior da pelve (bacia). A cavidade pélvica localiza-se na parte inferior do abdome e abriga parte do intestino, a bexiga urinária, a uretra e os órgãos genitais internos.

Regiões abdominopélvicas

A cavidade *abdominal* e a *pélvica*, que são adjacentes e contínuas entre si, formam as *regiões abdominopélvicas*. Essa cavidade comporta a maioria dos órgãos do sistema digestório, parte do sistema urinário e o baço. Para facilitar a descrição da localização dos diversos órgãos pélvicos e abdominais, os anatomistas a dividem em quatro quadrantes e nove regiões (Figura 1.3):

- Quadrantes
  - Quadrante superior direito

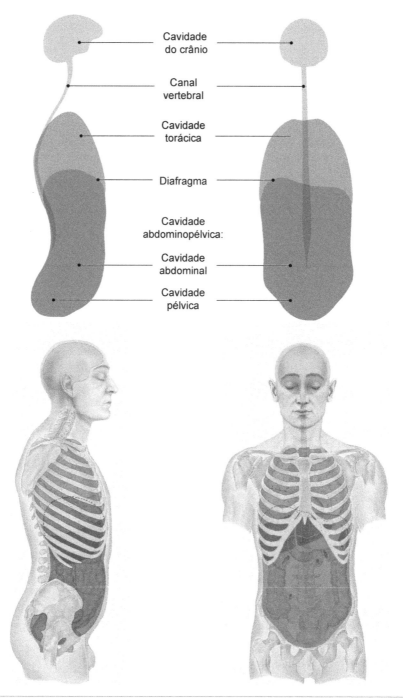

Figura 1.2 Cavidades do corpo humano. (Adaptada de Wolf-Heidegger. Atlas de Anatomia Humana. 6. ed. v. 1 e 2. 2006.)

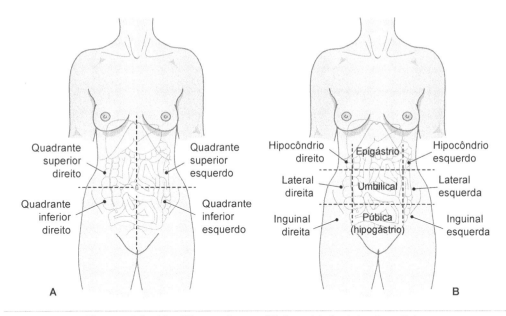

Figura 1.3 Regiões (**A**) e quadrantes (**B**) da cavidade abdominopélvica.

- Quadrante superior esquerdo
- Quadrante inferior direito
- Quadrante inferior esquerdo
- Regiões
  - Hipocôndrio direito
  - Epigástrio
  - Hipocôndrio esquerdo
  - Lateral direita
  - Umbilical
  - Lateral esquerda
  - Inguinal esquerda
  - Púbica (hipogástrio)
  - Inguinal esquerda.

Planos e posições

Planos

Planos são superfícies planas imaginárias que atravessam partes do corpo e servem para tornar mais precisas as referências anatômicas. Os planos adotados em anatomia são o *mediano*, os *sagitais*, os *frontais* e os *transversos* (Figura 1.4).

Plano mediano. É um plano vertical que corta o corpo longitudinalmente, dividindo-o em *metade direita* e *metade esquerda*. Este é o plano que marca a linha mediana da cabeça, do tronco e do abdome.

Planos sagitais. São planos paralelos ao plano mediano e atravessam verticalmente o corpo.

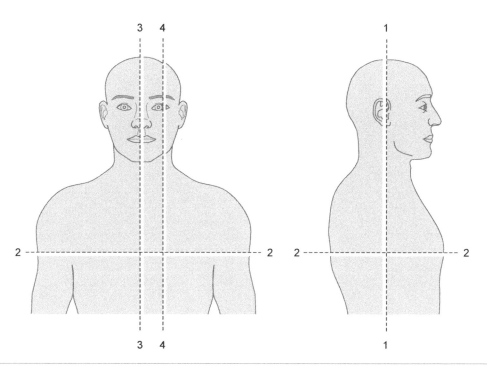

Figura 1.4 Divisão do corpo humano por meio de planos. **1.** Plano frontal. **2.** Plano transverso. **3.** Plano mediano. **4.** Plano sagital. (Adaptada de Wolf-Heidegger. Atlas de Anatomia Humana. 6. ed. v. 1. 2006.)

Planos frontais. Estes planos, também chamados de *coronais*, são planos que dividem o corpo com cortes verticais e perpendiculares ao plano mediano, definindo as partes ventral (anterior) e dorsal (posterior).
Planos transversos. Planos horizontais que atravessam o corpo em ângulo de 90° em relação aos planos mediano e frontal, dividindo-o em partes superior e inferior.

Posições

As descrições anatômicas são realizadas a partir de uma posição de referência padrão, independentemente da posição em que o corpo se encontra.

A chamada *posição anatômica* é definida da seguinte maneira: corpo humano em pé, ereto, olhos e nariz voltados para frente, membros superiores estendidos ao lado do corpo, com as palmas das mãos voltadas para frente, e membros inferiores unidos, com os pés direcionados para frente (Figura 1.5).

A posição anatômica também pode ser adotada com o corpo em decúbito dorsal (com as costas em contato com uma superfície como o colchão ou o chão), estando as palmas das mãos viradas para cima e as pontas dos dedos dos pés também dirigidas para o alto.

Existem posições específicas, cujos termos descrevem a posição de uma parte do corpo em relação a outra (Quadro 1.1).

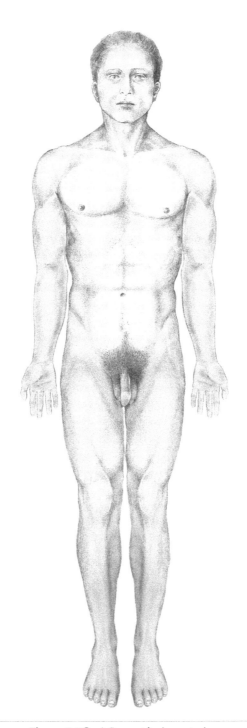

Figura 1.5 Posição anatômica anterior.

Quadro 1.1 Posições anatômicas.

Posição	Referência
Posição medial	É a mais próxima do plano mediano
Posição lateral	É a mais afastada do plano mediano. Um exemplo das posições medial e lateral: o nariz é medial com relação às orelhas, e as orelhas são laterais com relação ao nariz
Anterior ou ventral	Posição mais próxima da frente do corpo
Posterior ou dorsal	Posição mais próxima do dorso. Um exemplo das posições anterior e posterior: as mamas são anteriores com relação à coluna vertebral, e as nádegas, posteriores a ela
Superior	Posição mais próxima da extremidade superior do corpo
Inferior	Posição mais próxima da extremidade inferior do corpo. Por esse critério, o tórax é superior ao abdome, mas inferior à cabeça
Interna	Posição mais próxima do centro do órgão ou de uma cavidade
Externa	Posição mais distante do centro do órgão ou de uma cavidade Por esse critério, a bexiga é um órgão interno, e o pênis é uma estrutura externa do sistema urinário masculino
Central	Localizada no centro
Periférica	Afastada do centro. Assim, considerando que o coração está em posição central, a parte abdominal da aorta é periférica com relação ao coração
Superficial	Posição mais próxima da superfície do corpo
Profunda	Posição mais afastada da superfície do corpo. Assim, a pele é superficial com relação ao osso, e o osso é profundo com relação à pele
Proximal	Posição mais próxima à sua raiz ou ao tronco
Distal	Posição mais afastada da sua raiz ou do tronco Assim, o cotovelo é proximal com relação ao punho, mas distal com relação ao ombro

Resumo

- Definições
  - Anatomia é o estudo da forma (morfologia)
  - Fisiologia é o estudo das reações físicas e químicas normais que ocorrem no organismo
  - Padrão de referência é um termo adotado em razão de ser impraticável considerar as muitas diferenças morfológicas em uma descrição anatômica. É o padrão que corresponde ao que ocorre na maioria dos seres
  - Variações anatômicas são as características físicas normais que diferenciam um ser humano do outro em termos anatômicos: sexo, etnia, biotipo e evolução
- Divisões do corpo humano
  - Cabeça: crânio e face
  - Tronco: pescoço, tórax e abdome
  - Membros superiores: ombro, braço, antebraço e mão
  - Membros inferiores: quadril, coxa, perna e pé
- Cavidades do corpo humano

Cavidade	Localização	Conteúdo
Do crânio	Crânio	Encéfalo
Canal vertebral (espinal)	Coluna vertebral	Medula espinal
Torácica	Tórax	Coração, vasos sanguíneos, esôfago, timo, traqueia, brônquios e pulmões
Abdominal	Abdome superior	Estômago, parte do intestino, fígado, vesícula biliar, baço, pâncreas, rins e ureteres
Pélvica	Abdome inferior	Parte do intestino, bexiga, uretra, órgãos genitais internos

- Cavidade abdominopélvica
  - A cavidade abdominal e a pélvica, que são adjacentes e contínuas entre si, formam a cavidade abdominopélvica, que, para efeitos de descrição anatômica, é dividida em quadrantes e regiões
- Planos
  - Planos são superfícies planas imaginárias que atravessam partes do corpo e servem para tornar mais precisas as referências anatômicas. Os planos adotados em anatomia são o mediano, os sagitais, os frontais e os transversos
- Posições
  - Anatômica, medial e lateral, anterior, ventral, posterior, dorsal, superior, inferior, interna, externa, central, periférica, superficial, profunda, proximal e distal.

Exercício

A) Identifique, na figura abaixo, os planos nos quais o corpo humano é dividido:

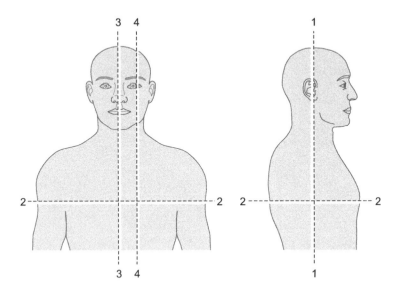

Capítulo 2

Fisiologia Humana

Definição

Fisiologia humana é o estudo das reações físicas e químicas que ocorrem no organismo humano, ou seja, descreve o funcionamento e o equilíbrio do corpo humano.

A Anatomia e a Fisiologia são ciências que se interligam, com a estrutura anatômica relacionando-se com a sua função. Pode-se citar como exemplo a artéria coronária que irriga o músculo cardíaco: a anatomia estuda a estrutura arterial e a fisiologia estuda como essa estrutura está relacionada com a função de transportar o sangue e levar oxigênio e nutrientes para as células do músculo cardíaco.

Organização funcional

O corpo se organiza de várias maneiras para que possa desempenhar as suas funções. Neste capítulo serão abordadas as funcionalidades gerais, pois as mais específicas serão detalhadas em cada capítulo da Parte 2.

Sistemas orgânicos

O corpo humano está organizado em uma progressão crescente, da estrutura mais simples (célula) até a formação mais complexa (sistema orgânico).

Cada órgão é formado por um grupo de tecidos que executam uma determinada função; e o agrupamento de órgãos, que se auxiliam mutuamente para desempenhar uma função específica, forma um determinado sistema orgânico. O corpo humano é o resultado da combinação de 13 sistemas orgânicos com determinadas funções, detalhados a seguir.

Sistema nervoso. Cabe aos nervos sensitivos receberem e conduzirem as informações do meio para a medula espinal e ao encéfalo, que irão interpretá-las e responder a esse estímulo. Os nervos motores transmitirão essa resposta às diversas estruturas do corpo.

Sistema sensorial. Desempenha, em conjunto com o sistema nervoso, a função de captar as informações do ambiente. Essa impressão sensitiva é transportada por meio de fibras nervosas ao respectivo receptor interno que as transformam em sensações.

Sistema tegumentar. É responsável pela proteção da superfície corpórea, pelo equilíbrio térmico, pela sensibilidade superficial, pela eliminação de substâncias tóxicas e residuais, e pela produção de vitamina D.

Sistema esquelético. É uma estrutura de proteção e de sustentação, de armazenamento de minerais, de participação na formação do sangue. Os membros inferiores são responsáveis pela locomoção do corpo e as funções dos membros superiores são o ataque, a defesa e a apreensão de objetos.

Sistema muscular esquelético. Desempenha a função de manter a postura corporal e de participar no equilíbrio da temperatura corporal.

Sistema sanguíneo. Compete ao sangue transportar as substâncias (nutrientes, excretas do metabolismo celular, oxigênio e dióxido de carbono), manter o equilíbrio acidobásico e a temperatura corporal, defender o organismo contra as agressões.

Sistema cardíaco. Cabe ao coração receber o sangue venoso e enviá-lo ao pulmão para ser oxigenado; após receber esse sangue oxigenado, o coração bombeia-o para a artéria.

Sistema vascular. Compete à artéria, contendo sangue arterial, transportar os nutrientes e o oxigênio às células e as excretas para os órgãos de excreção. As veias contendo sangue venoso transportam o dióxido de carbono e as excretas resultantes do metabolismo celular. O sistema linfático, anexo do sistema venoso, é uma barreira à disseminação de microrganismos patogênicos e células cancerígenas.

Sistema respiratório. É função das vias respiratórias filtrar, pré-aquecer e umedecer o ar inspirado, como também, conduzir o ar para os pulmões onde o oxigênio será transferido para o sangue e o dióxido de carbono do sangue passará para o ar a ser eliminado pela expiração.

Sistema digestório. Desempenha as funções de ingestão dos alimentos, digestão desses alimentos, transformando-os em substâncias absorvíveis, absorção dessas substâncias solúveis e eliminação dos alimentos não absorvíveis.

Sistema urinário. Tem por função participar na eliminação dos produtos finais do metabolismo e no controle dos equilíbrios hídrico, eletrolítico e acidobásico.

Sistema genital. Produz hormônios que participam no desenvolvimento e manutenção dos caracteres sexuais, na maturação final dos espermatozoides e óvulo, e na libido. É responsável pela perpetuação da espécie, por meio da fecundação do óvulo pelo espermatozoide.

Sistema endócrino. Compete aos hormônios controlar a velocidade das reações químicas, regular o equilíbrio hídrico, o crescimento e o desenvolvimento, as funções sexuais.

Outros agrupamentos podem ser feitos, como por exemplo, o sistema sensorial ser apresentado em conjunto com o sistema nervoso, totalizando 12 sistemas; e/ou o sistema esquelético junto com o sistema muscular, denominando-se sistema locomotor.

Cavidades do corpo

As cavidades são espaços dentro do corpo que têm por finalidade proteger, abrigar, separar e sustentar os órgãos internos e estruturas específicas. Cada cavidade tem uma função; por exemplo, a cavidade craniana abriga o encéfalo e o canal (cavidade) vertebral protege a medula espinal e o início dos nervos espinais.

As cavidades torácica e abdominopélvica abrigam vários órgãos que são recobertos por uma dupla camada de membrana serosa. O líquido lubrificante existente entre essas duas camadas reduz o atrito e permite o deslizamento dos órgãos durante os movimentos como quando os pulmões insuflam durante a inspiração.

A cavidade pélvica da mulher desempenha, também, outras funções: abrigar o feto em desenvolvimento e ajustar-se de acordo com o crescimento do feto.

Existem outras cavidades, menores, que abrigam estruturas com funções específicas que serão mais bem detalhadas nos respectivos sistemas orgânicos (Parte 2). Há as cavidades bucal ou oral, que abriga os dentes e a língua; há as articulares, existentes nas articulações móveis, nestas existe um líquido transparente e viscoso que lubrifica as articulações denominado sinóvia.

Processos vitais

Todos os seres humanos apresentam determinadas características que proporcionam ao corpo desenvolver cinco processos vitais: crescimento, diferenciação, reprodução, metabolismo e responsividade.

É importante salientar que nem todos esses processos ocorrem nas células durante todo o tempo. Mas quando os processos param de ocorrer, pode acontecer a morte na seguinte sequência: das células, do(s) órgão(s), dos sistemas orgânicos e do ser humano.

O crescimento é decorrente de um aumento no tamanho das células existentes, no número de células e/ou na quantidade de material intercelular. Como exemplo, temos a evolução do crescimento de uma criança de 2 anos: ao atingir os 7 anos, apresentará um aumento no tamanho do corpo.

A diferenciação é um processo pelo qual as células não especializadas tornam-se especializadas, que por sua vez transformam-se e são diferentes em estrutura e função das não especializadas que as originaram. Como exemplo, temos o óvulo fecundado que se desenvolve gerando um indivíduo semelhante aos pais, mas diferente deles.

A reprodução diz respeito à formação de um novo ser vivo ou à produção de novas células para o crescimento, a reprodução ou a substituição da célula existente. Como exemplo, temos os eritrócitos (glóbulos vermelhos) que, após uma vida média de 120 dias, são destruídos no baço e substituídos por outros eritrócitos produzidos na medula óssea.

O metabolismo consiste na soma de todos os processos químicos que ocorrem no corpo. As moléculas grandes e complexas são degradadas em moléculas menores e mais simples que podem se transformar em moléculas complexas. Como exemplo, temos as proteínas dos alimentos (moléculas grandes) que são decompostas em aminoácidos e que podem ser utilizados para construir as novas proteínas existentes nos músculos.

A responsividade é a capacidade das células do corpo para detectar diferentes tipos de mudança e responder de modo característico em seu meio externo ou interno. Como exemplo, temos as células nervosas que respondem às variações do meio ambiente pela geração de impulsos nervosos que, captados pelas células musculares, geram como resposta contração e força para movimentar partes do corpo.

Homeostase

A homeostase é uma condição dinâmica na qual o meio interno do corpo permanece estável, dentro de certos limites, em resposta às alterações do meio externo (calor intenso, diminuição de oxigênio no meio ambiente etc.) e interno (como o nível de glicose baixo no sangue), como também a estresses vivenciados em nosso ambiente social (demanda de trabalho, vida escolar e outros).

Ela é regulada, principalmente, pelos sistemas endócrino e nervoso, com o sistema nervoso detectando as alterações do estado de equilíbrio e, para manter a homeostase, envia impulsos nervosos para os órgãos que podem se contrapor a essas alterações. Exemplo: quando ocorre a febre, os impulsos nervosos estimulam as glândulas sudoríparas a secretarem mais suor, o que provoca a diminuição da temperatura corporal à medida que o suor se evapora.

Compete ao sistema endócrino secretar os hormônios que irão restaurar a homeostase, como acontece quando o nível de glicose sanguínea se eleva após ingestão excessiva de açúcar: o hormônio insulina é lançado na circulação sanguínea com o objetivo de normalizar os níveis de glicose.

Normalmente, os impulsos nervosos causam correções mais rápidas do que os hormônios, que agem de forma mais lenta.

Geralmente a ruptura da homeostase é leve e temporária, mas pode ser intensa, grave e prolongada. Quando a resposta traz como consequência a volta da condição controlada para os níveis normais, diz-se que há um retorno à homeostase; quando isso não acontece, a doença se instala e na sua evolução pode ocorrer a cura da doença, quadro clínico inalterado, piora do quadro clínico e até a morte.

A homeostase é mantida por vários sistemas de retroalimentação ou alça de retroalimentação; um sistema de retroalimentação é composto pelos *receptores* das mudanças do corpo, pelo *centro de controle* e pelos *efetores* que emitem os comandos de saída. Em uma condição controlada, os receptores controlam as mudanças e enviam as informações de entrada para o centro de controle que estabelece os valores nos quais uma condição controlada deve ser mantida, avalia a informação recebida e gera a resposta; e os efetores existentes nos tecidos corporais recebem a informação de saída do centro de controle e produzem um efeito (resposta) que altera a condição controlada. A seguir, uma descrição do esquema dos eventos com o respectivo exemplo:

Condição controlada (temperatura corporal normal de 36°C) → sofre ação de um estímulo do meio ambiente (temperatura ambiente de 1°C) → monitoramento da mudança pelos receptores que envia a informação de entrada (queda brusca da temperatura corporal) para o centro de controle → centro de controle, o encéfalo, envia a informação de saída para o efetor (gerar calor e aumentar a temperatura corporal) → o efetor coloca em ação a resposta do centro de controle (causar tremores dos músculos esqueléticos para gerar calor e elevar a temperatura corporal).

Quando o sistema consegue reverter uma alteração em uma condição controlada, afirma-se que o sistema está operando por retroalimentação negativa. O esquema descrito no parágrafo anterior sobre a temperatura corporal é um exemplo de sistema de retroalimentação negativa.

Entretanto, o sistema de retroalimentação positiva reforça continuamente uma mudança em uma condição controlada, ou seja, tende a reforçar mudanças em condições que não acontecem com muita frequência. Deve ser desligado por um evento fora do sistema e, caso isso não ocorra, a ação do sistema de retroalimentação positiva poderá estimular e produzir alterações que podem colocar em risco a saúde do ser humano. Exemplo: a gestação e o trabalho de parto são condições especiais que não acontecem com muita frequência e, após o parto, deve ocorrer o retorno gradativo da condição controlada existente antes da gestação.

Equilíbrio hídrico

O equilíbrio hídrico existe quando a ingestão de líquidos é aproximadamente igual à sua excreção.

Em média, o indivíduo adulto ingere 2.500 mℓ de líquido por dia: 60% são de líquido ingerido, 30% provêm do líquido contido nos alimentos e 10% são de líquido proveniente do metabolismo dos alimentos.

A sua excreção ocorre, principalmente, na forma de urina (60%). Os outros 40% são considerados perdas insensíveis, ocorrendo pelas fezes, pelo ar expirado, pela pele e suor. A quantidade eliminada de líquido pode variar dependendo das condições existentes, como no caso da diarreia, em que há maior perda pelas fezes.

Equilíbrio eletrolítico

Consideram-se eletrólitos as substâncias que formam íons (substâncias que possuem carga elétrica) quando dissolvidas em água. O equilíbrio eletrolítico ocorre quando as quantidades obtidas dos diferentes eletrólitos igualam-se às quantidades perdidas que são eliminadas principalmente pelos rins.

Os principais eletrólitos são:

- Sódio: um dos principais íons existentes fora da célula (extracelular) e tem por função manter o equilíbrio hídrico e participar na condução dos impulsos nervosos
- Potássio: um dos principais íons existentes dentro da célula (intracelular); junto com o sódio, participa na condução dos impulsos nervosos
- Cálcio: tem por função formar os ossos e dentes, participar na contração muscular, na transmissão de impulsos nervosos e no processo da coagulação sanguínea
- Magnésio: junto com o potássio, o cálcio é um importante íon intracelular. Tem atuação importante no funcionamento do coração, dos músculos e dos nervos
- Bicarbonato: é uma substância alcalina (básica); participa no processo do equilíbrio acidobásico e transporta o dióxido de carbono no sangue.

Equilíbrio acidobásico

O equilíbrio acidobásico é descrito de acordo com a regulação do pH (potencial hidrogeniônico), que é uma unidade de medida que indica a concentração de íons hidrogênio livres em uma solução. A maior parte dos íons hidrogênio é resultante das reações químicas que ocorrem durante o metabolismo.

A quantidade de hidrogênio é o que determina o valor do pH: quanto menor o pH, maior a concentração de íons hidrogênio na solução.

O pH é descrito como ácido, neutro ou alcalino. No plasma (parte líquida do sangue) o pH normal varia entre 7,35 e 7,45; um valor menor que 7,35 é denominado de acidose e acima de 7,45 é alcalose.

Considera-se a regulação do pH muito importante, porque todas as reações químicas no organismo ocorrem em um nível determinado de pH, e algumas células (especialmente os neurônios) são muito sensíveis a essas mudanças.

A ação conjunta dos tampões, da respiração e dos rins regulam o pH.

O sistema tampão é a primeira linha de atuação na regulação do pH e funciona pela ação dos tampões doadores e receptores. Quando aumenta a concentração de hidrogênio no sangue, o tampão receptor remove o excesso de hidrogênio e o pH se eleva; e quando diminui a concentração de hidrogênio o tampão doador cede hidrogênio para o sangue.

A segunda linha de atuação é a respiração, com o hidrogênio e o bicarbonato formando-se como produtos finais das reações químicas do dióxido de carbono (CO_2) com a água (H_2O). Quando aumenta a concentração de hidrogênio no sangue, o centro respiratório é estimulado, o que eleva a frequência e a profundidade da respiração, aumentando a excreção do CO_2 pelos pulmões; dessa forma, eleva-se o pH porque se diminui a formação do hidrogênio e, consequentemente, a sua concentração no sangue. Na situação de baixa concentração de hidrogênio no sangue, a frequência respiratória e a eliminação de CO_2 pelos pulmões diminuem, aumenta-se a formação e a concentração de hidrogênio, ocasionando a queda do pH.

A terceira linha de atuação são os rins, que aumentam ou diminuem a excreção do hidrogênio, de acordo com o valor do pH.

Resumo

- Definição
  - Fisiologia estuda o funcionamento e o equilíbrio do corpo
- Sistemas orgânicos
  - Nervoso: os nervos sensitivos recebem e conduzem as informações; a medula espinal e o encéfalo elaboram a resposta; os nervos motores transmitem a resposta
  - Sensorial: captação e transmissão das informações sensitivas ao respectivo receptor interno, que as transforma em sensações
  - Tegumentar: proteção e sensibilidade da superfície corpórea, equilíbrio térmico, eliminação de substâncias tóxicas e residuais, produção de vitamina D
  - Esquelético: proteção e sustentação, armazenamento de minerais, participação na formação do sangue
  - Muscular esquelético: manutenção da postura corporal e da temperatura corporal
  - Sanguíneo: transporte das substâncias, manutenção do equilíbrio acidobásico e da temperatura corporal, defesa do organismo
  - Cardíaco: envio do sangue venoso aos pulmões para ser oxigenado e bombear para a artéria o sangue oxigenado
  - Vascular: transporte, pelas artérias, dos nutrientes e do oxigênio às células e as excretas para os órgãos de excreção; transporte, pelas veias, do dióxido de carbono e das excretas resultantes do metabolismo celular; proteção, pelo sistema vascular, contra microrganismos patogênicos e células cancerígenas

(continua)

Resumo (*continuação*)

- ○ Respiratório: filtração, pré-aquecimento e umedecimento do ar inspirado, condução do ar para os pulmões, transferência do oxigênio para o sangue e do dióxido de carbono para o ar a ser eliminado pela expiração
- ○ Digestório: ingestão, digestão e absorção dos alimentos, e eliminação dos alimentos não absorvíveis
- ○ Urinário: eliminação dos produtos finais do metabolismo e controle dos equilíbrios hídrico, salino e acidobásico
- ○ Genital: produção dos hormônios que participam no desenvolvimento e manutenção dos caracteres sexuais, na maturação final dos espermatozoides e do óvulo, e da libido. Responsável pela perpetuação da espécie por meio da fecundação
- ○ Endócrino: controle da velocidade das reações químicas, do equilíbrio hídrico, do crescimento e do desenvolvimento, das funções sexuais
- Cavidades do corpo
  - ○ Têm por finalidade proteger, abrigar, separar e sustentar os órgãos internos e as estruturas específicas
- Processos vitais
  - ○ Crescimento: decorrente de um aumento no tamanho das células existentes, no número de células e/ou na quantidade de material intercelular
  - ○ Diferenciação: as células não especializadas tornam-se especializadas, transformam-se e são diferentes em estrutura e função das não especializadas que as originaram
  - ○ Reprodução: formação de um novo ser vivo ou produção de novas células para o crescimento, a reprodução ou a substituição da existente
  - ○ Metabolismo: soma de todos os processos químicos que ocorrem no corpo; as moléculas grandes e complexas são degradadas em moléculas menores e mais simples que podem se transformar em moléculas complexas
  - ○ Responsividade: as células do corpo detectam mudança e respondem de modo característico em seu meio externo ou interno
- Homeostase
  - ○ Capacidade do corpo em manter o equilíbrio do meio interno
    - Regulada pelo sistema nervoso por meio dos impulsos nervosos e pelo sistema endócrino pela ação dos hormônios
    - Estímulos internos e externos e estresses psicológicos causam rupturas da homeostase
    - Sistema de retroalimentação ou alça de retroalimentação: composto pelos *receptores* das mudanças do corpo, pelo *centro de controle* que gera a resposta e pelos *efetores* que transmitem a resposta
    - Retroalimentação negativa: quando há reversão da alteração em uma condição controlada
    - Retroalimentação positiva: quando se reforça continuamente uma mudança em condições que não acontecem com muita frequência
- Equilíbrio hídrico
  - ○ É quando a ingestão de líquidos é aproximadamente igual à sua excreção
- Equilíbrio eletrolítico
  - ○ Ocorre quando as quantidades obtidas dos diferentes eletrólitos igualam-se às quantidades perdidas que são eliminadas principalmente pelos rins. Principais eletrólitos: sódio, potássio, cálcio, magnésio, bicarbonato
- Equilíbrio acidobásico
  - ○ Regulação do pH (potencial hidrogeniônico), indica a concentração de íons hidrogênio livres em uma solução
    - pH normal varia entre 7,35 e 7,45
    - Mecanismos reguladores do pH: tampões, respiração e renal.

Exercício

A) Pesquise sobre:
- As denominações das especialidades de cada sistema/órgão.
- Os valores de referência (normais) dos eletrólitos, em um exame de sangue.

Capítulo 3

Citologia Básica

Introdução

Citologia é a ciência que estuda a estrutura e a função das células.

As células são unidades morfofisiológicas de toda matéria viva, pois formam o organismo (morfologia) e são responsáveis pelo funcionamento dele (fisiologia). Apresentam variações quanto a forma, função e tamanho.

O corpo do ser humano está organizado, do nível menos complexo para o mais complexo e amplo, do seguinte modo: o agrupamento de células que possuem a mesma propriedade forma o tecido (p. ex., tecido epitelial); o conjunto de tecidos que executam determinadas funções forma o órgão (p. ex., coração); o conjunto de órgãos com funções relacionadas compõe o sistema (p. ex., sistema muscular); e, no nível mais complexo, está o aparelho que agrega diferentes sistemas (p. ex., aparelho locomotor).

Estrutura e função das células

A célula é envolvida por uma membrana que separa o material extracelular (situado fora da célula) do intracelular (dentro da célula). Dessa maneira, a célula é composta por:

- Membrana celular: envoltório externo que mantém o conteúdo celular no interior da célula, além de selecionar as substâncias que atravessarão a membrana
- Citoplasma: substância gelatinosa, delimitada pela membrana celular, composta por água, proteínas, lipídios, glicídios, sais minerais, produtos do metabolismo, partículas e estruturas especiais (organelas) responsáveis pelas transformações químicas e pelo transporte de materiais. Além de ser o suporte das organelas, tem por função ser um meio pelo qual os nutrientes e os resíduos celulares se movimentam
- Núcleo: regula as reações químicas das células, contém a informação genética e é considerado o centro de controle da célula. É envolvido pela membrana nuclear. Observa-se que algumas células não possuem núcleo, como, por exemplo, os eritrócitos, enquanto outras, os leucócitos, por exemplo, apresentam vários núcleos. No interior do núcleo da célula humana, existem 46

cromossomos, sendo 23 herdados da mãe e 23 do pai. O cromossomo é composto pelos genes que representam e transmitem determinados caracteres genéticos (p. ex., a cor dos olhos); a sequência de vários genes forma o DNA (ácido desoxirribonucleico), definido como sendo um conjunto de moléculas contendo toda a informação genética de um organismo (carga genética) (Figura 3.1).

A membrana celular, o citoplasma e o núcleo atuam de maneira integrada nos processos vitais da célula, com o núcleo sendo o centro de controle celular.

As funções celulares são coordenadas pelo sistema nervoso; por essa razão, todas as células deverão ser capazes de responder a esses estímulos a fim de realizar um funcionamento integrado e harmônico.

Resumidamente, pode-se dizer que as funções das células são:

- Absorção e assimilação das substâncias essenciais para a sobrevivência da célula, e também eliminação das substâncias utilizadas no metabolismo celular
- Metabolismo, que consiste nas transformações químicas necessárias para atender às necessidades nutritivas e energéticas da célula
- Armazenamento das substâncias oferecidas em excesso para serem utilizadas nos períodos de privações temporárias
- Fagocitose, ou seja, a capacidade para englobar e eliminar restos de células mortas, microrganismos e corpos estranhos
- Locomoção por movimentos rápidos (p. ex., os espermatozoides) ou mais lentos; esta propriedade existe apenas em determinadas células

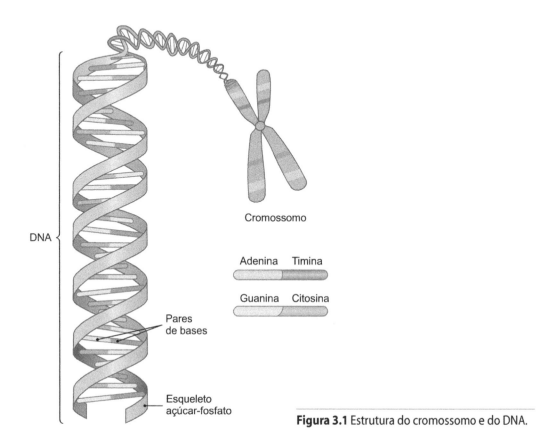

Figura 3.1 Estrutura do cromossomo e do DNA.

- Divisão celular ou reprodução celular, visando ao crescimento e à regeneração do organismo, com a célula-mãe originando duas células-filhas idênticas. Isso não acontece com as células sexuais, porque as células-mãe com 46 cromossomos originam outras células com 23 cromossomos.

Substâncias intercelulares

Com o objetivo de constituir o arcabouço orgânico de sustentação das células, as substâncias intercelulares se localizam fora delas e preenchem o espaço entre elas.

Apresentam-se sob a forma de:

- Fibras colágenas, elásticas ou reticulares com função de sustentação
- Material amorfo semelhante à geleia, funciona como meio de difusão para as substâncias (nutrientes, gases, excretas etc.) irem dos capilares às células e vice-versa.

As substâncias intercelulares conferem propriedades particulares aos tecidos, como, por exemplo, a dureza dos ossos.

Líquido corporal

O líquido corporal é constituído por água (solvente) e substâncias (soluto) e representa mais ou menos 60% do peso corporal de um adulto. Essas substâncias são oxigênio, glicose, proteínas, eletrólitos (substâncias químicas ativas e, no corpo humano, os principais são sódio, potássio, cálcio, bicarbonato e cloreto) etc.

Aproximadamente 2/3 do líquido corporal está distribuído no interior da célula (líquido intracelular), principalmente na massa muscular esquelética. O 1/3 restante do líquido corporal é denominado líquido extracelular, encontrado do lado externo da célula, nos espaços intravascular, intersticial e transcelular.

No espaço intravascular, dentro do vaso sanguíneo, encontra-se o líquido intravascular ou o plasma, que é a parte líquida do sangue. A linfa é um exemplo de líquido intersticial no espaço intersticial, ou seja, no espaço entre as células. No espaço transcelular, normalmente existente em cavidades, o líquido recebe a denominação de acordo com sua localização: liquor (líquido cerebroespinal), líquido pleural, secreções digestivas e outras.

O percentual de líquido corporal varia de acordo com a idade, o sexo e a gordura corporal, sendo maior nos jovens do que nos idosos, nos homens do que nas mulheres e nos magros do que nos obesos.

Com o objetivo de manter o equilíbrio entre os espaços intra e extracelulares, a água e as substâncias deslocam-se constantemente pela membrana celular, entre esses dois compartimentos, até que haja igualdade de concentração. Esse movimento ocorre por meio de mecanismos de transporte como:

- Difusão: mecanismo de transporte mais comum por ser a tendência natural de uma substância de se mover de uma área de concentração mais elevada para outra de menor concentração. Um exemplo é a tendência do sódio de se movimentar do líquido extracelular, em que sua concentração é alta, para o líquido intracelular, de concentração mais baixa
- Osmose: passagem de líquido (e não de substância, como na difusão) de uma área em que há mais água e menos substância para a região com menos água e mais substância. A capacidade de algumas substâncias em atrair a água para o interior de espaços onde ela está mais concentrada é denominada pressão osmótica. Quando a substância for proteína, a pressão denomina-se oncótica. Um exemplo é o edema (inchaço) que ocorre em uma lesão de tecido: a lesão provoca perda de água, acúmulo de proteínas no interior do tecido lesado, passagem da água para essa área e edema (inchaço) local por acúmulo de água

- Filtração: pressão ou força fazendo com que a água e as substâncias de uma área de alta pressão sejam impelidas para outra de baixa pressão. Um exemplo são as células dos rins que filtram vários litros de plasma por dia
- Bomba de sódio-potássio: um transporte ativo, por necessitar de energia para ser realizado, ao contrário dos outros mecanismos que são definidos como transporte passivo. A bomba de sódio-potássio localiza-se na membrana celular e contrabalança o transporte por difusão; o sódio, de concentração maior no líquido extracelular, entra na célula por difusão, enquanto a bomba, com movimentação inversa, transporta ativamente o sódio da célula para o líquido extracelular. Isso também acontece com o potássio que está em concentração maior no interior da célula, passando do líquido intracelular para o extracelular por meio da difusão, e a bomba transportando ativamente o potássio do líquido extracelular para o intracelular.

A membrana celular participa ativamente das constantes trocas entre os componentes do líquido extracelular e do intracelular. O sangue, rico em oxigênio e em nutrientes, chega às células por meio dos capilares arteriais (vasos finíssimos), promovendo a nutrição e oxigenação das células e a manutenção de uma temperatura constante no meio ambiente celular, fator importante para o funcionamento das células. As excretas (produtos finais do metabolismo celular) são eliminadas pelas células e transportadas pelos capilares venosos aos órgãos excretores correspondentes.

Resumo

- Composição da célula
  - Membrana celular: seleciona a água e as substâncias que entram e saem da célula
  - Citoplasma: meio pelo qual a água e as substâncias se movimentam
  - Núcleo: centro de controle da célula, contendo sua informação genética
- Funções da célula
  - Absorção e assimilação de substâncias, metabolismo, eliminação, armazenamento, fagocitose, locomoção e divisão celular
- Substâncias intercelulares
  - Constituem o arcabouço orgânico de sustentação e conferem propriedades particulares aos tecidos
- Líquido intracelular e líquido extracelular
  - O líquido intracelular é distribuído dentro da célula, enquanto o extracelular é distribuído fora dela. Essa distribuição promove uma constante troca entre o líquido extracelular e o intracelular, objetivando manter a temperatura na célula, nutrir, oxigenar e retirar as excretas das células
- Mecanismos de transporte
  - Difusão: movimentação da substância da área mais concentrada para a menos concentrada
  - Osmose: movimentação da água da área com maior quantidade dela para a área com menor quantidade
  - Filtração: deslocamento em virtude da força exercida pela água e pelas substâncias da área de alta pressão para a de baixa pressão
  - Bomba de sódio-potássio: localiza-se na membrana celular e contrabalança o transporte por difusão.

Exercício

A) Pesquise sobre:
- Genoma humano.
- Células-tronco.
- Teste de paternidade pelo DNA.

Capítulo 4

Histologia Básica

Introdução

O corpo humano apresenta grupos de células diferenciadas com características adaptadas à sua função, mas de ação interdependente, com as células se relacionando umas com as outras. A histologia estuda os tecidos, ou seja, os grupos de células que têm propriedades iguais.

Os tecidos humanos são o epitelial, o conjuntivo, o muscular e o nervoso.

Tecido epitelial

Este tecido forma as membranas, que são a camada mais superficial do corpo, e, dessa forma, reveste a superfície corpórea, inclusive as cavidades (estômago, bexiga etc.).

As células podem ser encontradas nas formas achatada (pavimentosa), cúbica ou colunar (prismática), estando ligadas entre si por meio de fibras finíssimas (Figura 4.1).

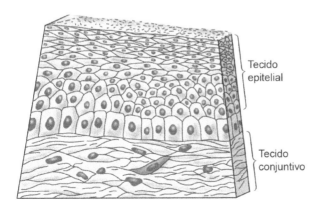

Figura 4.1 Epitélio pavimentoso.

Suas funções são:

- Proteger o organismo contra ação mecânica (provocada pelo atrito, mudanças de temperatura etc.), como o epitélio bucal que reveste a protege a boca
- Absorver as substâncias, como o epitélio intestinal que absorve os nutrientes
- Promover a difusão e a filtração de substâncias, como o alvéolo pulmonar que realiza a difusão do oxigênio existente no seu interior para o sangue
- Secretar e excretar substâncias, como as glândulas sebáceas que secretam e excretam o sebo
- Ser sensível a estímulos, como as células epiteliais do olho que recebem os estímulos luminosos.

Tecido conjuntivo

Este tecido está largamente distribuído no corpo humano; por essa razão, suas funções são múltiplas: unir ou conectar as partes do corpo, sustentar, proteger, armazenar gordura e transportar substâncias.

Caracteriza-se por possuir um bom suprimento sanguíneo (exceto os ligamentos, tendões e cartilagem) e grande quantidade de substância intercelular, nas quais as células e as fibras ficam imersas (Figura 4.2). Suas fibras podem ser de três tipos:

- Fibra colágena: formada pela proteína colágeno, que é altamente resistente, esta fibra se localiza em regiões onde são necessárias resistência, sustentação ou união firme. É o componente principal dos ossos, tendões e ligamentos
- Fibra elástica: constituída pela proteína elastina, é responsável pela adaptabilidade da pele às variações e pela elasticidade dos pulmões e das artérias
- Fibras reticulares: são fibras delicadas, formando a estrutura interna de determinados órgãos (baço, gânglios etc.).

O corpo humano é formado por sete tipos de tecido conjuntivo.

O *tecido conjuntivo frouxo* é formado por células com capacidade de se proliferar e se modificar durante os processos inflamatórios e de cicatrização. Ele é encontrado nos espaços não ocupados por outros tecidos, apoia e nutre as células epiteliais, interpõe-se e envolve músculos, órgãos, nervos e vasos sanguíneos.

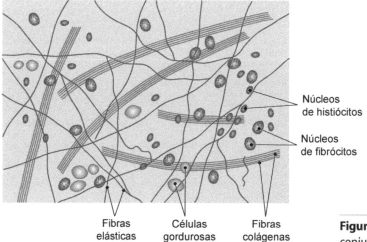

Figura 4.2 Esquema de tecido conjuntivo.

O *tecido conjuntivo fibroso* mantém os órgãos nas suas posições, bem como os envolve e os protege. O do tipo fibroso denso tem como características a resistência à tensão e a grande flexibilidade, sendo encontrado nos tendões dos músculos, aponeuroses, discos intervertebrais, meniscos e cápsulas envoltórias de órgãos.

A elasticidade é a característica do *tecido conjuntivo elástico*, e esse tipo de tecido é encontrado nas artérias maiores, na orelha externa, nos ligamentos vocais da laringe e no ligamento suspensor do pênis.

As células adiposas formam o *tecido conjuntivo adiposo*, que é encontrado nas formas de gordura de armazenamento ou de gordura estrutural, funcionando como reserva alimentar, sustentação para órgãos ou proteção contra o frio e as ações mecânicas. Encontra-se distribuído na região subcutânea, nas vísceras, nos músculos e nos espaços vazios.

As substâncias que promovem a sustentação do corpo e a resistência elástica à pressão formam o *tecido conjuntivo cartilaginoso* (Figura 4.3). De acordo com a estrutura da substância intercelular, três tipos de cartilagem são distinguidos:

- Hialina: reveste as superfícies articulares, encontrada nas extremidades dos ossos longos e nas cartilagens do nariz e da laringe
- Fibrosa ou fibrocartilagem: rica em fibras colágenas, encontrada nos discos intervertebrais e nas cartilagens dos joelhos
- Elástica: rica em fibras elásticas, encontrada em estruturas como o pavilhão auditivo e epiglote.

O *tecido conjuntivo ósseo* (Figura 4.3) é constituído pelos osteócitos (célula óssea) e pela substância fundamental. A substância fundamental possui a osseína (de natureza colágena) que, associada aos sais minerais (principalmente sais de cálcio), faz com que os ossos sejam rígidos, resistentes à pressão e à tensão, e suportem o peso corporal. Esse tecido constitui os ossos, sendo que a dentina e o cemento dos dentes são os tecidos modificados. Nos idosos, as cartilagens podem se calcificar por deposição de sais minerais ou se ossificar por reorganizações estruturais.

O *tecido conjuntivo reticular ou hematopoético* é responsável pela produção dos elementos sólidos do sangue, sendo encontrado na forma de:

- Tecido mieloide: localizado na medula óssea, produz os glóbulos vermelhos, os glóbulos brancos granulócitos, os monócitos (discutível) e as plaquetas
- Tecido linfoide: localizado nos nodos linfáticos e no baço, sendo o principal responsável pela produção de leucócitos do tipo linfócito.

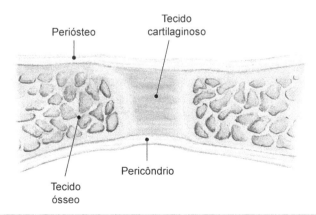

Figura 4.3 Tecido cartilaginoso e ósseo. (Adaptada de Wolf-Heidegger. Atlas de Anatomia Humana. 6. ed. v. 1. 2006.)

Tecido muscular

Este tecido é composto pelas fibras musculares que formam os músculos. A musculatura é uma das principais fontes de energia e responsável pelos movimentos do organismo, com propriedades de se contrair ou se estender.

As células musculares, alongadas, são conhecidas como fibras musculares. Apresentam diferenças de estrutura e de funcionamento e, dessa forma, classificam-se em (Figura 4.4):

- Musculatura lisa ou visceral: sem fibras estriadas, é responsável pelos movimentos dos órgãos, e sua contração não depende de nossa vontade. Encontra-se nas vísceras e nas paredes dos vasos sanguíneos, dos bronquíolos e de outras estruturas tubulares
- Musculatura esquelética estriada: composta por fibras estriadas de ação voluntária, ou seja, depende de nossa vontade. Encontra-se nos músculos esqueléticos, nos músculos cutâneos, em parte da musculatura de algumas vísceras e nos órgãos dos sentidos. Tem como função movimentar o esqueleto e manter a postura corporal
- Musculatura estriada cardíaca: apresenta fibras estriadas, mas tem ação involuntária. Encontra-se somente no coração.

O conjunto de fibras constitui o feixe muscular, e cada músculo apresenta numerosos feixes musculares.

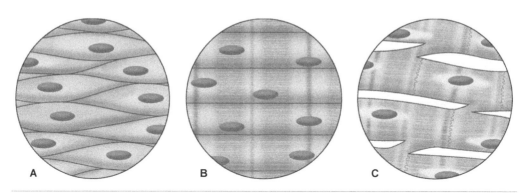

Figura 4.4 Os três tipos de tecido muscular. **A.** Liso. **B.** Estriado. **C.** Cardíaco.

Tecido nervoso

Este tecido encontra-se no encéfalo, na medula e no sistema nervoso periférico, de onde dirige todos os processos vitais do organismo mediante a receptação, a assimilação e a distribuição de estímulos, ou seja, capta, conduz e interpreta os estímulos. É constituído por duas estruturas: as células nervosas (neurônios) e os elementos de sustentação (neuróglias).

As *neuróglias*, também denominadas de glias, são encontradas principalmente no sistema nervoso central, de maneira abundante entre as células nervosas, e exercem a função de sustentação e de proteção dos neurônios, isolamento, formação do líquido cerebroespinal (liquor), nutrição, oxigenação e eliminação dos microrganismos e detritos resultantes de lesões do tecido nervoso. No entanto, não transmitem impulsos elétricos, como os neurônios.

O *neurônio* (Figura 4.5) é considerado a unidade anatômica e funcional do sistema nervoso e é responsável pela transmissão dos impulsos elétricos entre o encéfalo e a medula espinal e vice-versa. É composto pelo corpo celular e seus prolongamentos (axônio e dendritos).

O corpo celular contém o núcleo e é essencial para a vida da célula; em seu interior, encontram-se várias estruturas, destacando-se as neurofibrilas e os corpúsculos de Nissl. O axônio é o eixo ou cilindro condutor de impulsos para fora do corpo celular, sendo envolvido pela bainha de mielina, que se estreita a intervalos regulares, formando nós (ou nodos) de Ranvier. A bainha de mielina tem por função proteger e isolar o axônio e, no sistema nervoso central, é produzida pela neuróglia, que, quando sofre uma lesão, é incapaz de se regenerar; nos nervos periféricos, as células de Schwann formam a bainha de mielina e têm a capacidade de se regenerar após sofrer uma lesão. Os dendritos são vários prolongamentos que recebem as informações de outros neurônios e as conduzem para o corpo celular.

Os neurônios são dispostos em cadeias (cadeias neuronais) e se comunicam por meio de sinapses, ou seja, os impulsos são conduzidos da arborização terminal de um axônio para os dendritos de outro neurônio.

Após o nascimento, os neurônios não aumentam em número (quantidade), mas sim de tamanho e grau de mielinização. Entretanto, as células da neuróglia aumentam em número e tamanho.

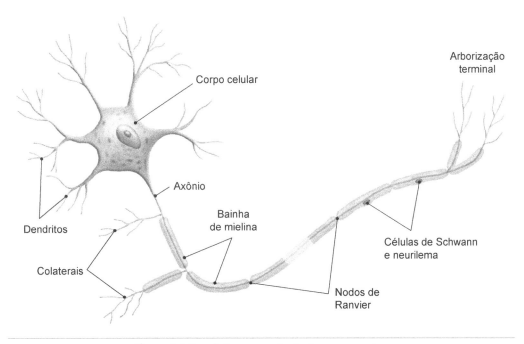

Figura 4.5 Neurônio e seus principais componentes.

Resumo

- Tecidos humanos

Tecido	Função	Localização	Características especiais
Epitelial	Proteger, absorver, excretar e ser sensível a estímulos	Superfície corpórea e cavidades	—
Conjuntivo	Promover a sustentação	Ossos, ligamentos, tendões, artérias, baço e gânglios	Fibras: colágena, elástica e reticulares
Muscular	Atuar na movimentação e ser principal fonte de energia	Liso: vísceras e paredes dos vasos sanguíneos Estriado: músculos esquelético, cutâneo, de algumas vísceras e dos órgãos dos sentidos Estriado cardíaco: coração	Liso: sem fibras estriadas e ação involuntária Estriado: com fibras estriadas e ação voluntária Estriado cardíaco: com fibras estriadas e ação involuntária
Nervoso	Dirigir os processos vitais do organismo	Encéfalo, medula e sistema nervoso periférico	Neurônio: composto pelo axônio, corpo celular e dendritos Neuróglia: sustenta e repara o sistema nervoso, elimina detritos Sinapse: comunicação de um neurônio com outro

- Tecido conjuntivo

Tecido conjuntivo	Função	Localização
Frouxo	Proliferar e modificar durante os processos inflamatórios e de cicatrização	Subcutânea, entre os músculos e envolve os órgãos
Fibroso	Promover resistência à tensão e ser flexível	Tendões dos músculos, aponeuroses, cápsulas envoltórias dos órgãos
Elástico	Ser flexível	Artérias maiores, ligamentos vocais da laringe
Adiposo	Ser reserva alimentar, sustentar órgãos, proteger contra o frio e ações mecânicas	Vísceras, músculos, região subcutânea e espaços vazios
Cartilaginoso	Sustentar o corpo e ter resistência elástica à pressão	Hialina: nariz, laringe, extremidade de ossos longos e superfícies articulares Fibrosa: discos intervertebrais e cartilagens dos joelhos Elástica: pavilhão auditivo e epiglote
Ósseo	Ser rígido e resistente à pressão e tensão, e suportar o peso corporal	Ossos, dentina e cemento dos dentes
Sanguíneo	Produzir os elementos sólidos do sangue	Medula óssea, nodos linfáticos e baço

Exercícios

A) Nomeie as estruturas numeradas na figura:

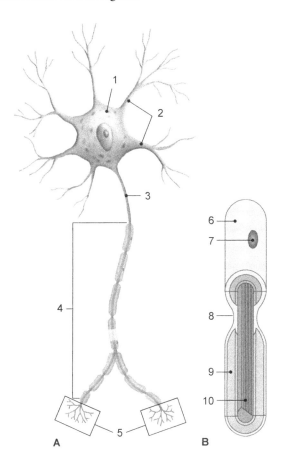

B) Pesquise sobre:
- A diferença na distribuição do tecido muscular e do conjuntivo adiposo nos sexos feminino e masculino.
- A ação da aplicação de colágeno para remover/amenizar as rugas.
- O processo de regeneração e fibrose do tecido lesado.

Parte 2

Sistemas Orgânicos

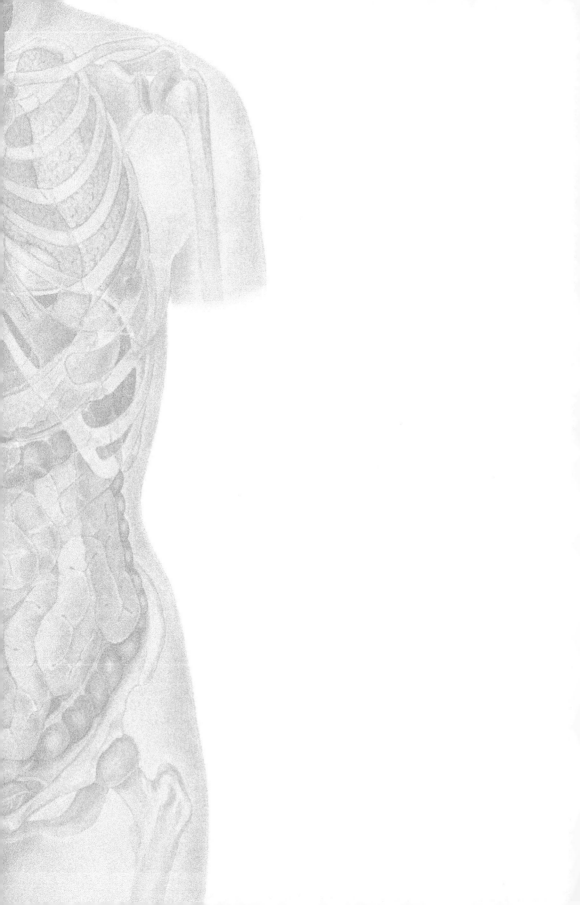

Capítulo 5

Sistema Nervoso

Introdução

O sistema nervoso (SN) é constituído principalmente pelo tecido nervoso. Ele controla e coordena todos os processos vitais que se desenvolvem involuntariamente nos órgãos internos (atividade visceral) e também as manifestações voluntárias que promovem o relacionamento do organismo com o meio ambiente (atividades somáticas). É composto pelo sistema nervoso central (SNC) e pelo sistema nervoso periférico (SNP). O SNC tem duas estruturas, o encéfalo (localizado na cavidade craniana) e a medula espinal (localizada na cavidade vertebral ou espinal). O SNP situa-se externamente ao SNC e é constituído de nervos que conectam o SNC ao resto do corpo.

A condução dos impulsos nervosos ocorre somente em uma direção e efetua-se através de sinapses, que são os ligamentos do axônio de um neurônio aos dendritos de outro neurônio. Isso permite que o sistema nervoso forme um agregado de neurônios interligados necessário à transmissão das informações de um neurônio para outro.

Os neurotransmissores são substâncias lançadas nas sinapses que permitem a passagem da informação sem interrupções. A acetilcolina, a norepinefrina, a epinefrina, a serotonina e as endorfinas são alguns exemplos de neurotransmissores.

Resumidamente, pode-se afirmar que o SN realiza três funções básicas: a *função sensitiva*, em que os nervos sensitivos recebem as informações do meio externo ou do interno do corpo e as conduzem ao SNC; a *função integradora*, em que o SNC processará ou interpretará essas informações para, em seguida, elaborar a resposta; e a *função motora*, em que os nervos motores conduzem a resposta do SNC ao corpo.

Um exemplo dessas três funções interligadas é: ao ver uma bandeja de ostras, a informação é levada ao SNC, e o cérebro, ao "ver as ostras", recorda-se que na última vez houve sérios problemas digestivos após ingeri-las. O cérebro elabora como resposta "não comer as ostras", e os nervos motores conduzirão essa resposta aos músculos esqueléticos para não colocar as ostras na boca.

Sistema nervoso central

Este sistema dirige todos os processos físicos e intelectuais que podem ser provocados voluntariamente e são capazes de se transformar em sensações conscientes. Tanto o encéfalo como a medula espinal, por serem órgãos muito frágeis, são protegidos pelos ossos e pelas meninges. As meninges são formadas por três camadas (Figura 5.1): externa (dura-máter, a mais espessa), média (aracnoide-máter) e interna (pia-máter, a mais fina).

O espaço entre a dura-máter e a aracnoide-máter denomina-se espaço subdural, e entre a aracnoide-máter e a pia-máter, espaço subaracnóideo; nesse último espaço circula o liquor (líquido cefalorraquidiano ou cerebroespinal), que tem por função principal proteger o SNC, agindo como amortecedor de choques e barreira aos agentes invasores.

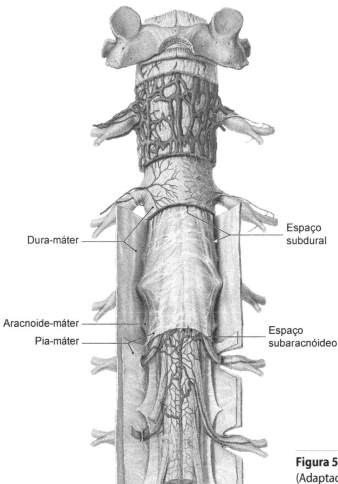

Figura 5.1 As meninges da medula espinal. (Adaptada de Wolf-Heidegger. Atlas de Anatomia Humana. 6. ed. v. 2. 2006.)

A irrigação de sangue arterial no encéfalo é abundante por causa do elevado consumo de oxigênio e da sensibilidade com relação à falta deste.

O encéfalo é constituído na sua parte interna por uma substância branca (formada predominantemente por fibras nervosas com bainha de mielina) e externamente por uma substância cinzenta (formada principalmente pelos corpos das células nervosas e por fibras sem bainha de mielina). A medula espinal apresenta aspecto oposto: uma substância cinzenta na parte interna e uma substância branca na parte externa.

Os neurônios do encéfalo e da medula espinal não se regeneram após sofrerem alguma lesão; entretanto, respeitando-se certos limites, os prolongamentos dos neurônios podem se regenerar desde que o corpo celular esteja íntegro.

A calota craniana protege as estruturas encefálicas: cérebro, diencéfalo, tronco encefálico (constituído pelo bulbo, ponte e mesencéfalo), cerebelo e ventrículos cerebrais. O canal raquidiano existente na coluna vertebral aloja e protege a medula espinal.

A Figura 5.2 mostra a divisão do sistema nervoso central.

Cérebro

Apesar de ser considerado a sede da inteligência, as funções do cérebro são inúmeras e interligadas, com áreas específicas para cada função.

É composto pelos hemisférios cerebrais direito e esquerdo, com a comunicação realizando-se pelo corpo caloso que assegura a troca de impulsos entre esses dois hemisférios. Os hemisférios

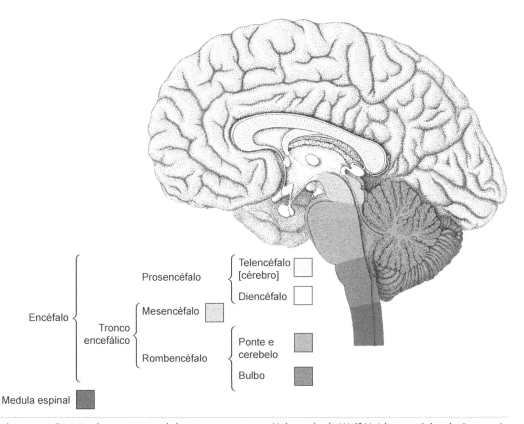

Figura 5.2 Divisão da parte central do sistema nervoso. (Adaptada de Wolf-Heidegger. Atlas de Anatomia Humana. 6. ed. v. 2. 2006.)

possuem na camada central (medular) uma substância branca e na periférica (córtex cerebral) uma substância cinzenta.

Cada hemisfério tem quatro lobos, denominados de acordo com o osso próximo a eles e com funções distintas:

- Frontal: localizado na parte anterior do crânio, é a área da atividade motora voluntária, da motricidade, da fala, da personalidade, da conduta, do comportamento emocional, das funções intelectuais e da memória armazenada
- Parietal: localizado na parte superior do cérebro, é responsável pela interpretação das sensações, com exceção do olfato, e pela leitura, permitindo que o indivíduo se situe com relação ao esquema corporal (onde está o corpo ou parte dele)
- Occipital: localizado na área acima da orelha, é responsável pela interpretação das sensações visuais
- Temporal: localizado na parte posterior da cabeça, é responsável pela "memória a curto prazo", por parte da área da fala e pela interpretação dos sentidos do paladar, do olfato e da audição.

Os sulcos e as fissuras (sulcos profundos) separam os lobos, e a fissura longitudinal do cérebro separa o hemisfério cerebral direito do esquerdo.

Para serem desenvolvidas, muitas das funções dependem das ações de mais de uma área do cérebro, como, por exemplo, a área da fala, que está presente nos lobos temporal, parietal e occipital. Essa característica faz com que haja áreas de associação que, utilizando experiências e conhecimentos armazenados, identificam e dão significados às informações sensitivas recebidas.

Os núcleos da base, massa de substância cinzenta, encontram-se espalhados pela substância branca do cérebro e têm por função auxiliar na coordenação dos movimentos corporais e da expressão facial. A dopamina é o principal neurotransmissor responsável pelas atividades dos núcleos da base.

Diencéfalo

O diencéfalo é constituído pelo tálamo e hipotálamo.

O tálamo é composto por duas massas de substância cinzenta situadas uma de cada lado do 3º ventrículo. Atua de forma associada ao córtex cerebral, sendo o local por onde passam todas as vias sensitivas que informam as percepções da sensibilidade dos órgãos dos sentidos (com exceção do olfato).

As informações são classificadas no tálamo, que dá uma ideia da sensação experimentada para, em seguida, encaminhá-las a áreas específicas do cérebro capazes de fazer uma interpretação mais precisa. Algumas sensações mais rudes (pressão e dor intensa, calor extremo) são analisadas nessa área.

O hipotálamo situa-se abaixo do tálamo e é o local onde se aloja a glândula hipófise, glândula que regula quase todos os hormônios produzidos por outras glândulas. As principais funções do hipotálamo estão ligadas à regulação do equilíbrio hídrico, temperatura corporal, metabolismo, secreção de hormônios pela hipófise, fome e sede; também regula a função do sistema nervoso autônomo (SNA), aumenta ou diminui a frequência cardíaca, a pressão arterial, os movimentos intestinais etc.

Tronco encefálico

O tronco encefálico é constituído, no sentido do diencéfalo para a medula espinal, pelo mesencéfalo, pela ponte e pelo bulbo. Apresenta uma substância cinzenta na periferia e uma branca no centro; exceto o bulbo, que tem estrutura semelhante à da medula espinal (uma substância branca na periferia e uma cinzenta no centro).

O tronco encefálico possui células que formam os núcleos da maioria dos nervos cranianos, que entram em conexão com o cerebelo e o diencéfalo, e recebem e transmitem informações sensitivas e motoras.

As células do tronco encefálico, em conjunto com as da medula espinal, estão relacionadas ao reflexo. Por exemplo, um dedo ao ser picado por uma agulha é imediatamente afastado antes que a dor seja sentida, pois as fibras sensitivas estão ligadas às motoras, permitindo que os impulsos cheguem aos músculos.

O mesencéfalo está associado aos reflexos visuais e auditivos, e a ponte tem um papel importante na respiração.

No bulbo, existem células que constituem os centros vitais relacionados com o controle do reflexo da tosse, do espirro, da deglutição, do vômito, da respiração, da pressão sanguínea e do batimento cardíaco. Por esse motivo, uma batida muito forte nessa região pode provocar paradas cardíaca e respiratória.

O bulbo transmite as fibras sensitivas da medula espinal para o encéfalo e as fibras motoras do encéfalo para a medula espinal. Como a maioria das fibras se cruza no nível do bulbo, as fibras motoras vindas do lado direito do cérebro abastecem o lado esquerdo do corpo e vice-versa.

Cerebelo

O cerebelo funciona de maneira coordenada com o cérebro e o tronco encefálico. Controla os movimentos e a tonicidade muscular (estado de semicontração) e participa, em conjunto com o labirinto existente na orelha interna, da manutenção do equilíbrio corporal.

Recebe todas as informações para produzir uma resposta muscular regular e coordenada. Enquanto o cérebro decide qual movimento deverá ser feito, o cerebelo controla como realizar esse movimento.

Ventrículos cerebrais

Os ventrículos cerebrais são cavidades que se comunicam entre si, e no seu interior circula o liquor (LCR). São quatro ventrículos (Figura 5.3):

- I e II ventrículos laterais direito e esquerdo, situados no interior dos hemisférios cerebrais correspondentes
- III ventrículo, localizado entre o tálamo direito e esquerdo, que se comunica com os ventrículos laterais por intermédio dos forames interventriculares
- IV ventrículo, que se localiza entre o tronco encefálico e o cerebelo e se comunica com o III ventrículo por meio do aqueduto do mesencéfalo. Sua continuação inferior é o canal central da medula, que se comunica com o espaço subaracnóideo.

O liquor forma-se a partir do sangue, nos plexos corioides localizados nos ventrículos. O plexo corioide é uma estrutura vascular, que através das suas paredes, faz a água e as substâncias dissolvidas no sangue saírem para o interior dos ventrículos.

O liquor deixa os ventrículos e flui para o interior do espaço subaracnóideo: parte dele para a medula espinal por meio de um orifício chamado canal central e a outra parte para o encéfalo por meio de pequenos orifícios. Após circular por todo o espaço subaracnóideo ao redor do encéfalo e medula espinal, o liquor é reabsorvido pela circulação venosa da dura-máter. Em estado de equilíbrio, o volume e a pressão do tecido cerebral, do sangue circulante no cérebro e do liquor são responsáveis pela manutenção da pressão intracraniana (PIC), que oscila entre 10 e 20 mmHg (milímetros de mercúrio).

Outras estruturas cerebrais

O sistema límbico e a formação reticular são partes do encéfalo que, por envolverem várias estruturas, não pertencem às divisões apresentadas.

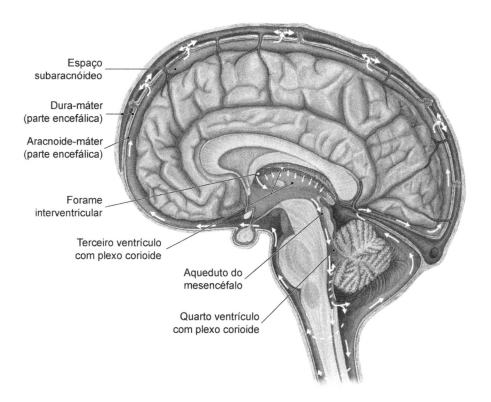

Figura 5.3 Ventrículos cerebrais e suas comunicações, com as setas indicando a circulação do liquor. (Adaptada de Wolf-Heidegger. Atlas de Anatomia Humana. 6. ed. v. 2. 2006.)

O sistema límbico compreende parte do cérebro e do diencéfalo e é chamado de cérebro emocional porque atua no comportamento emocional e participa das funções da memória.

A formação reticular é massa especial de substância cinzenta encontrada no tronco encefálico e com conexões com o córtex cerebral. Está relacionada com o ciclo do sono/vigília (estado desperto) e a consciência e é uma estrutura muito sensível à ação de certas drogas e álcool. A combinação de determinados tranquilizantes e álcool pode alterar a ação e/ou danificar a formação reticular.

O sono ocorre em dois estágios denominados sono não REM e sono REM (da sigla em inglês que significa rápidos movimentos oculares), que se repetem durante o período de sono. O sono não REM é o sono inicial, o mais lento e quando atinge o estágio mais profundo passa para o sono REM. No sono REM, ocorrem os sonhos, movimento rápido dos olhos, máximo relaxamento muscular e flutuação na frequência e no ritmo da respiração, do pulso e da pressão arterial.

A formação reticular ativadora ascendente é estrutura anatômica responsável pela manutenção do nível de consciência. A consciência é um estado de alerta que pode se apresentar em diferentes escalas tais como atenção, alerta, relaxamento e desatenção.

Medula espinal

A medula espinal é um longo eixo do qual saem nervos à direita e à esquerda ligando o encéfalo ao resto do corpo e vice-versa.

Sua substância cinzenta (parte interna) apresenta a forma da letra H, de cujos forames intervertebrais saem os 31 pares de nervos espinais: as fibras motoras saem da raiz anterior e as fibras sensitivas, da raiz posterior (Figura 5.4).

Na substância branca (parte externa), existem os tratos nervosos (p. ex., as fibras da dor estão agrupadas em um trato específico) que podem ser:

- Sensitivos: conduzem as informações do corpo para o encéfalo por intermédio da medula espinal
- Motores: conduzem a informação do encéfalo para a medula espinal em direção à periferia. Os principais são o trato piramidal (originado na região cortical do encéfalo e responsável pelos movimentos voluntários dos músculos esqueléticos) e o extrapiramidal (que controla os movimentos involuntários, as respostas reflexas, a harmonia e a coordenação dos movimentos). A ação do extrapiramidal pode, no indivíduo adulto, ser controlada voluntariamente pelo piramidal, como, por exemplo: o extrapiramidal processa a sucessão dos movimentos coordenados e harmônicos da marcha, mas pode-se interromper a marcha ou torná-la desarmônica.

A medula espinal, trabalhando em conjunto com os nervos espinais do sistema nervoso periférico, desempenha duas funções básicas:

- Conduzir os estímulos nervosos do corpo para o encéfalo (via sensitiva) e a resposta do encéfalo para o corpo (via motora)
- Produzir a resposta na forma de arco reflexo. Essa resposta é involuntária, sem participação do encéfalo e com a medula processando ela mesma a resposta. Por exemplo, ao picar o dedo na agulha, o estímulo é captado pelos receptores do dedo e transmitido pelos nervos sensitivos até a medula, a medula elabora a resposta (encolher o dedo) que é enviada ao dedo pelo nervo motor, e o dedo é automaticamente retirado da agulha.

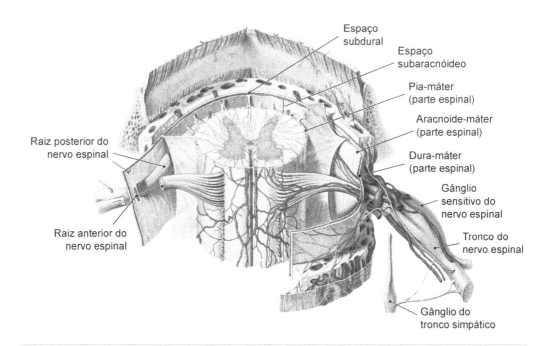

Figura 5.4 Medula espinal, meninges e raízes dos nervos espinais. (Adaptada de Wolf-Heidegger. Atlas de Anatomia Humana. 6. ed. v. 2. 2006.)

Sistema nervoso periférico

Responsável pela transmissão dos estímulos do corpo ao encéfalo e vice-versa, o sistema nervoso periférico (SNP) compreende as fibras motoras e as sensitivas dos nervos espinais e cranianos e também os gânglios. Os gânglios são formados por acúmulo de corpos de neurônios, o que permite a condução do impulso nervoso da periferia ao encéfalo e à medula espinal e vice-versa por meio dos gânglios sensitivos e motores (Figura 5.4).

Os nervos apresentam-se aos pares, porque um deles (nervo sensitivo) transporta o estímulo, e o outro (nervo motor), a resposta. Alguns nervos cranianos apresentam-se de maneira diferente, com os nervos acumulando a função sensitiva e motora (nervos mistos). Os nervos espinais localizam-se dentro do canal vertebral e saem pelos forames intervertebrais.

Todos os nervos se ramificam, e são essas ramificações que possibilitam às células, situadas próximo a essas ramificações, enviarem e receberem os estímulos de forma contínua.

O SNP pode ser classificado pela sua composição (anatomia) ou de acordo com o que faz (fisiologia). A classificação anatômica divide os nervos em cranianos e espinais, e a classificação fisiológica abrange as funções dos nervos sensitivos e motores (já descritos anteriormente) e do sistema nervoso autônomo.

Nervos cranianos e espinais

Os nervos cranianos são formados por 12 pares de nervos que saem do encéfalo e podem ser sensitivos, motores, autônomos ou mistos; alguns nervos possuem gânglios, e outros não. Inervam principalmente os órgãos da cabeça e do pescoço, e cada um deles desenvolve, na sua maior parte, as seguintes funções:

- Olfatório: olfação
- Óptico: visão
- Oculomotor: movimentos do olho e constrição pupilar
- Troclear: movimentos do olho
- Trigêmeo: sensibilidade da cabeça e face e movimentos da mandíbula
- Abducente: movimentos do olho
- Facial: gustação, movimentos faciais e secreção de lágrimas e saliva
- Vestibulococlear: audição e equilíbrio
- Glossofaríngeo: gustação, sensibilidade e movimento da laringe, secreção da saliva e reflexos viscerais
- Vago: sensibilidade para a regulação reflexa da pressão arterial e os movimentos da musculatura visceral. É o representante principal da parte parassimpática do sistema nervoso autônomo
- Acessório: deglutição, movimentos da cabeça e ombros, fonação
- Hipoglosso: movimentos da língua durante a deglutição e a fonação.

Os nervos espinais totalizam 31 pares que mantêm conexão com a medula e são formados pela fusão das raízes motoras (anterior ou ventral) e sensitivas (posterior ou dorsal).

São 31 pares que mantêm conexão com a medula, com os nervos não estando ligados diretamente com a medula espinal, mas, sim, às raízes motoras e sensitivas. Entre o nervo sensitivo e a raiz sensitiva, existe o gânglio sensitivo.

Como todos os nervos espinais são formados pela união das raízes motoras (anterior ou ventral) e sensitivas (posterior ou dorsal), eles são considerados nervos mistos.

Os nervos espinais são divididos e denominados de acordo com a sua localização na coluna vertebral: oito cervicais (C), 12 torácicos (T), cinco lombares (L), cinco sacrais (S) e um coccígeo (Co).

Após saírem da coluna vertebral, os nervos espinais dividem-se em várias fibras. Quando essas fibras se juntam novamente, formam os plexos nervosos que são:

- Plexo cervical: origina-se dos nervos cervicais (C1 a C4), e seu principal nervo é o frênico que inerva o diafragma
- Plexo braquial: origina-se dos nervos cervicais (C5 a C8) e torácico (T1), e seus principais nervos são o axilar e o radial que inervam os membros superiores
- Plexo lombossacral: origina-se dos nervos torácico (T12), lombares (L1 a L5) e sacrais (S1 a S4), e seus principais nervos são o femoral e o isquiático que inervam os membros inferiores.

Sistema nervoso autônomo

O sistema nervoso autônomo (SNA) é responsável pelas atividades automáticas e inconscientes das vísceras, glândulas e musculaturas lisa e cardíaca. As suas funções, na sua maioria, são realizadas em coordenação com o SNC, em especial o hipotálamo.

Está dividido em partes simpática e parassimpática, com as fibras simpáticas saindo da medula espinal nas regiões torácica e lombar e as do parassimpático saindo do tronco encefálico e da parte sacral da medula espinal. Inervam os órgãos de maneira antagônica, ou seja, contrária: quando a parte simpática estimula um determinado órgão, o parassimpático o inibe e vice-versa. Por exemplo, o simpático aumenta a frequência cardíaca, o tamanho da pupila e dos brônquios, enquanto o parassimpático diminui a frequência cardíaca, o tamanho da pupila e dos brônquios.

Essas duas partes do SNA são formadas por diversos gânglios, situados fora do SNC, ou seja, ao longo da coluna vertebral, nas proximidades ou no interior dos órgãos por eles inervados (Figura 5.4).

A fibra pré-ganglionar é aquela que se estende do SNC até o gânglio; a fibra que sai do gânglio e termina no tecido inervado denomina-se pós-ganglionar. As fibras pós-ganglionares secretam diferentes neurotransmissores que determinarão ações diferentes dos nervos simpático e parassimpático nos tecidos inervados; as fibras adrenérgicas do simpático secretam o neurotransmissor norepinefrina (noradrenalina), enquanto as fibras colinérgicas do parassimpático secretam a acetilcolina.

Resumo

- Função
  - Controla e coordena todos os processos vitais por intermédio das vias sensitivas, dos centros nervosos e das vias motoras
- Composição
  - Sistema nervoso central e sistema nervoso periférico
- Sistema nervoso central
  - Meninges
    - Camadas: dura-máter (externa), aracnoide-máter (média) e pia-máter (interna)
    - Espaços: subdural (entre a dura-máter e a aracnoide-máter) e subaracnoide (aracnoide-máter com a pia-máter)
    - Função: envolver e proteger o encéfalo e a medula espinal
  - Encéfalo: a calota craniana protege as seguintes estruturas
    - Cérebro: dividido em 4 lobos, é a sede da inteligência e do comando
    - Diencéfalo: o hipotálamo regula a temperatura corporal e a água, os hormônios da hipófise, a fome, a sede, a pressão arterial
    - Tronco encefálico: é o local de entrada e saída dos nervos cranianos, centro cardiorrespiratório, local de cruzamento das vias motoras
    - Cerebelo: responsável pela coordenação dos movimentos e pelo equilíbrio do corpo
    - Ventrículos cerebrais: compreende os laterais, o 3º e o 4º
    - Sistema límbico: atua no comportamento emocional e na memória
    - Formação reticular: relacionada com o ciclo sono/vigília e consciência
  - Liquor (LCR)
    - Função: proteger o sistema nervoso central, amortecer choques, equilibrar as pressões internas entre a cavidade craniana e o encéfalo
    - Local de formação: ventrículos cerebrais
    - Percurso: ventrículos cerebrais e espaço subaracnóideo
    - Pressão intracraniana: mantida pelo equilíbrio entre o volume e a pressão do tecido cerebral, do sangue circulante no cérebro e do liquor
  - Medula espinal: passa na cavidade vertebral ou espinal da coluna vertebral
- Sistema nervoso periférico
  - Função: transmissão de estímulos ao encéfalo e vice-versa
  - Classificação anatômica: 12 pares de nervos cranianos e 31 pares de nervos espinais
  - Classificação fisiológica: sistema nervoso autônomo
    - Função: regular de maneira automática as atividades digestiva, respiratória, circulatória etc. Trabalha em conjunto com o sistema nervoso central, principalmente o hipotálamo
    - Composição: simpático e parassimpático, que são de ações antagônicas
    - Formação do simpático e do parassimpático: fibras pré e pós-ganglionares e gânglios.

Exercícios

A) Localize na figura as estruturas numeradas:

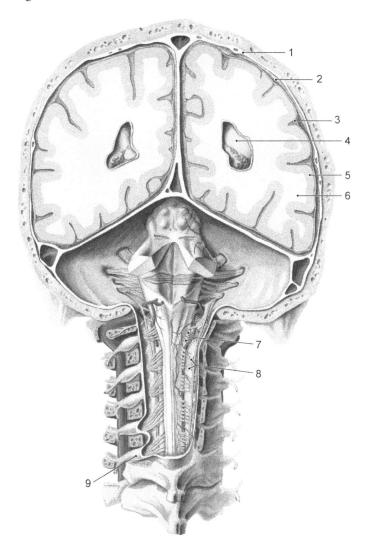

B) Pesquise sobre:
- Regeneração dos neurônios.
- Consequências da injeção intramuscular administrada na região incorreta do glúteo.
- Ação da serotonina e endorfina.

Capítulo 6

Sistema Sensorial

Introdução

O sistema sensorial é formado por um conjunto de órgãos dos sentidos, que são tato, olfato, gustação, visão e audição. Nesses órgãos, existem células sensíveis que levam as informações do meio ambiente para a respectiva área cerebral; a forma como o ser humano percebe os estímulos é chamada de sensações ou sentidos.

Em cada órgão do sentido, há três elementos nervosos: o *receptor externo,* que recebe a impressão sensitiva na periferia do organismo, o *transmissor*, que transporta essas impressões por meio de fibras nervosas, e o *receptor interno,* que as recebe e as transforma em sensações, gerando a resposta.

Tato

O tato permite reconhecer a forma, a superfície, as dimensões e a temperatura dos objetos. O sentido do tato é feito por meio da pele onde existem pontos sensitivos (receptores táteis) bem determinados para os diversos tipos de sensações.

O ser humano desenvolve, por meio de terminações nervosas e corpúsculos nervosos, o sentido do tato, pressão, frio e calor. A sensibilidade aos estímulos é maior nas áreas em que a epiderme (camada mais superficial da pele) é mais fina e/ou contém maior quantidade de terminações e corpúsculos nervosos.

Outro tipo de receptor são as terminações nervosas livres, que têm como principal função detectar a dor após ocorrer lesão dos tecidos. Essas terminações são encontradas em todas as partes do corpo, exceto no tecido nervoso do encéfalo; mas os tecidos participantes da estrutura encefálica, como os vasos sanguíneos e as meninges, possuem esse tipo de receptor e são os responsáveis pela sensação de dor de cabeça.

A dor, apesar de ser uma sensação desagradável, é um mecanismo de proteção que avisa ao ser humano que algo errado está ocorrendo. O tecido lesado promove a liberação de substâncias químicas que estimulam os receptores de dor; o estímulo também pode ser mecânico, decorrente de uma distensão, torção ou deformidade.

A dor pode ser sentida no local onde a lesão está provocando o estímulo doloroso ou em outra região diferente daquela em que se localiza a lesão. Como exemplo, pode-se citar que muitos dos pacientes com infarto agudo do miocárdio não se queixam de dor na região do coração, mas sim de uma dor no ombro que se irradia para o braço esquerdo. A justificativa para esse evento é que as vias que transmitem a informação do coração são as mesmas que levam as informações do ombro e do braço esquerdos; em consequência, o cérebro interpreta a dor cardíaca como dor no ombro e no braço esquerdos.

É possível a orientação ou posição do corpo sem o auxílio da visão, como por exemplo, situar o braço mesmo com os olhos fechados. Essa sensação é chamada de propriocepção, com os receptores localizando-se nos músculos, tendões, articulações e na orelha interna. As informações são encaminhadas ao cerebelo e lobo parietal, que exercem importante papel na atividade musculoesquelética quanto à manutenção da postura corporal e na coordenação dos movimentos.

Olfato

O nariz é a entrada das vias respiratórias, com o septo nasal dividindo-se em cavidade nasal direita e esquerda. O septo nasal é constituído por dois ossos (etmoide e vômer) e uma cartilagem (cartilagem septal).

Pequenos orifícios colocam a cavidade nasal em contato com os seios nasais (maxilar, frontal, etmoidal e esfenoidal) e com os olhos por intermédio do ducto lacrimonasal.

Na parte alta do nariz, localiza-se a membrana olfatória, com suas milhões de células receptoras para perceber os odores das substâncias.

As substâncias devem ser voláteis para atravessar o muco nasal e impressionar as células olfatórias. Essas impressões colhidas são transportadas pelo nervo olfatório até o cérebro.

Gustação

Existem quatro sensações de paladar básicas: amargo, azedo, doce e salgado; mas um indivíduo pode perceber vários sabores diferentes em decorrência da combinação dessas sensações e da interligação com o sentido do olfato.

Os calículos gustativos são os órgãos especiais da gustação, localizam-se na língua e colhem as impressões gustativas das substâncias dissolvidas na saliva. Essas informações são transportadas até o cérebro pelos ramos dos nervos glossofaríngeo e facial.

Os calículos gustativos localizam-se em áreas específicas da língua: a ponta da língua é mais sensível para o doce e o salgado; a lateral, para o azedo; e a parte posterior, para o amargo.

Visão

O órgão da visão compreende o olho e os órgãos acessórios do olho.

Anatomia do olho

O olho, também denominado bulbo ocular, localiza-se em uma cavidade óssea denominada órbita. Apresenta uma camada protetora (externa), uma vascular (média) e outra de origem nervosa (interna) (Figura 6.1).

A camada externa, esclerótica ou esclera, é opaca e de coloração esbranquiçada, e sua parte anterior é vista como o "branco do olho". Serve como meio de proteção e inserção dos tendões dos

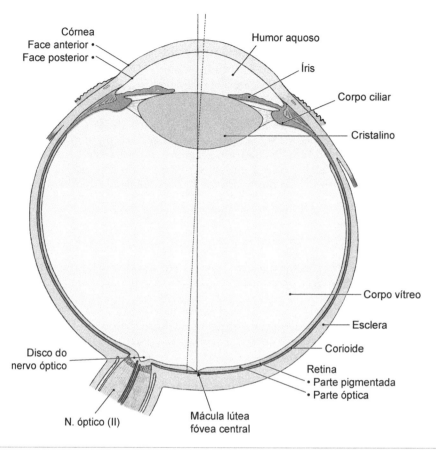

Figura 6.1 Bulbo ocular. (Adaptada de Wolf-Heidegger. Atlas de Anatomia Humana. 6. ed. v. 2. 2006.)

músculos motores do olho. A sua continuação para a parte mais anterior do olho é a córnea, estrutura transparente que permite a refração dos raios luminosos.

A camada média, ricamente vascularizada, é composta pela coroide, camada pigmentada situada entre a esclerótica e a retina e tem como função prover a vascularização do olho. Na continuação da coroide no nível da junção esclerocorneal, estendendo-se anteriormente e unindo a coroide com a íris, situa-se o corpo ciliar onde se prendem as fibras do ligamento suspensor do cristalino (ou lente). A íris, responsável pela coloração do olho, está localizada na parte anterior ao cristalino e apresenta uma abertura central chamada pupila. Em virtude da presença dos músculos esfíncter e dilatador da pupila, ela se dilata na presença de pouca luminosidade e se contrai com a luz forte.

A camada interna denomina-se retina, em cuja parte posterior situam-se os receptores da visão. Nessa região, pode-se distinguir a mácula lútea e o disco óptico. A mácula, onde se localiza a fóvea central, contém grande quantidade de células fotorreceptoras e é a área de visão mais nítida e das cores; o restante da retina é responsável pela visão periférica. O disco óptico é o local onde o nervo óptico entra na retina, sendo considerado ponto cego (ou mancha cega) porque não possui células fotorreceptoras nem é sensível à luz.

Ao deixar o olho direito, o nervo óptico que conduz os impulsos visuais se encontra com o nervo óptico esquerdo em um ponto denominado quiasma óptico. Nessa região do quiasma, o nervo óptico esquerdo cruza para o lado direito do cérebro chegando ao córtex do lobo occipital direito do cérebro. O mesmo ocorre com o nervo óptico direito, que leva os impulsos visuais do olho direito para o córtex do lobo occipital esquerdo.

As três camadas do globo ocular possuem os meios refrativos que são a córnea, o cristalino, o humor vítreo e o humor aquoso. Esses meios transparentes permitem que os estímulos luminosos e de cor atravessem as suas camadas, refratando a luz para as células fotorreceptoras da retina.

O cristalino situa-se atrás da íris, defronte da pupila, e prende-se ao corpo ciliar mediante as fibras do ligamento suspensor do cristalino. Por ser uma estrutura elástica, participa do mecanismo de acomodação visual, ou seja, mantém o objeto continuamente focalizado na retina.

Para ocorrer a acomodação visual, é necessário que o cristalino modifique a sua curvatura: o cristalino se torna esférico na visão de perto devido à contração do músculo ciliar (existente no corpo ciliar) e ao relaxamento dos ligamentos suspensores do cristalino; a superfície do cristalino se torna mais plana na visão a distância graças ao relaxamento do músculo ciliar e à contração dos ligamentos.

O humor aquoso encontra-se no espaço entre a córnea, a íris e o cristalino. É secretado pelas células do corpo ciliar, renovando-se constantemente. O seu fluxo é responsável pela manutenção da pressão intraocular (PIO), cujo valor normal varia de 12 a 20 mmHg.

O humor vítreo, ou corpo vítreo, é uma substância gelatinosa existente no espaço interno do globo ocular, mantendo a transparência e a forma do olho.

Fisiologia da visão

Os raios luminosos atravessam a córnea, o humor aquoso, o cristalino e o corpo vítreo. Na retina, aparece uma imagem invertida e reduzida do objeto e, por intermédio do nervo óptico direito e do esquerdo, a imagem penetra na consciência em tamanho original e na posição correta.

Para regular a distância do objeto e melhorar a nitidez da imagem, o olho humano modifica a curvatura do cristalino; a regulagem da incidência da luminosidade é realizada pela alteração do tamanho da pupila, como já visto anteriormente.

Órgãos acessórios do olho

Os órgãos acessórios do olho são compostos pelos músculos extrínsecos do olho e pelos elementos de proteção do olho.

Os músculos extrínsecos do olho são músculos motores fixados na esclerótica, permitindo que o olho se movimente em todas as direções e a pálpebra superior se levante.

Os elementos de proteção situados externamente ao olho são a *sobrancelha*, impedindo que o suor proveniente da testa atinja o olho, e o *cílio*, também conhecido como pestana, é um tipo de pelo situado nas bordas livres das pálpebras que tem por função captar a poeira e outros objetos estranhos.

As pálpebras superior e inferior podem se abrir e se fechar para proteger o olho e, a cada piscar de olhos, lavam a córnea e a conjuntiva com as lágrimas. A conjuntiva é uma membrana rósea que reveste a parte interna da pálpebra e a porção anterior do bulbo ocular. Dessa forma, liga o globo ocular com as pálpebras e proporciona uma barreira contra o meio externo.

O aparelho lacrimal compreende a glândula lacrimal e as vias lacrimais. A glândula lacrimal situa-se na parte superior e lateral da órbita e secreta constantemente a lágrima que umedece o olho. As lágrimas são distribuídas para as pálpebras pelo ato de piscar e, dessa forma, protegem a córnea contra os microrganismos e os corpos estranhos, e facilitam o deslizamento das pálpebras sobre o bulbo ocular. Em cada canto interno do olho, existe o ducto lacrimonasal superior e inferior para drenar as lágrimas para a cavidade nasal. As lágrimas produzidas por reação emocional escorrem pelo rosto, uma vez que não aderem aos olhos por conterem apenas água.

Alterações visuais

As alterações de visão que necessitam de correção pelo uso de lentes são:

- Miopia: os raios luminosos são focalizados na frente da retina, levando a uma incapacidade para enxergar os objetos a distância; corrige-se essa alteração com lente divergente (convexa)
- Hipermetropia: os raios luminosos são focalizados atrás da retina, levando a uma incapacidade para enxergar de perto; corrige-se essa alteração com lente convergente (côncava)
- Presbiopia: também conhecida como vista cansada, é a perda da acomodação visual para enxergar de perto que ocorre após os 40 anos
- Astigmatismo: a curvatura desigual da córnea e do cristalino leva a uma incapacidade em focalizar os raios horizontais e os verticais ao mesmo tempo na retina, provocando visão enevoada e desconforto nos olhos
- Estrabismo: a não coordenação dos músculos extrínsecos do olho leva ao desalinhamento dos olhos, provocando a incapacidade de os dois olhos fixarem, simultaneamente, um objeto.

Audição e equilíbrio

A orelha é uma unidade anatômica relacionada com a audição, pois capta os estímulos sonoros, e com o equilíbrio, pois responde pela orientação no espaço e pela sensação de equilíbrio.

Anatomia da orelha

A orelha é dividida em externa, média e interna.

A orelha externa compreende três estruturas. O *pavilhão auditivo* é uma dobra cutânea, em forma de concha, suportada por uma placa de cartilagem. O *meato acústico externo* é um canal de mais ou menos 3 cm, estendendo-se do pavilhão até o tímpano. Sua parede possui pelos e as glândulas sebáceas e ceruminosas, que formam um mecanismo de proteção contra a penetração de corpos estranhos. O cerume ou a "cera do ouvido" é uma mistura das secreções dessas duas glândulas. E a *membrana do tímpano,* que forma um septo entre o meato acústico e a orelha média (Figura 6.2).

A orelha média abrange a cavidade timpânica cheia de ar, situada em uma fenda do osso temporal, com a membrana do tímpano revestindo-a e formando um septo entre as orelhas externa e média. A cavidade contém os três ossículos auditivos (martelo, bigorna e estribo), no sentido da orelha externa para a interna, interligados por meio da articulação e mantidos suspensos por meio de ligamentos e músculos. A orelha média mantém comunicação com outras cavidades como:

- Orelha externa, por meio da membrana timpânica
- Faringe, por intermédio da tuba auditiva, que mantém a cavidade cheia de ar e com uma pressão atmosférica igual à do meio externo; esses dois fatores são importantes para o bom funcionamento da audição
- Cavidade pneumática da mastoide, uma câmara de ar existente no osso mastoide (porção do osso temporal), situada atrás do pavilhão auditivo
- Orelha interna, por meio da janela vestibular ou oval (ligada ao estribo) e da janela coclear ou redonda (ligada à membrana timpânica secundária).

A orelha interna, ou o labirinto, localiza-se no osso temporal, sendo considerado o verdadeiro órgão da audição e do equilíbrio. É formado pelo labirinto ósseo e, no seu interior, localiza-se o labirinto membranoso. Entre os dois labirintos (espaço perilinfático) circula um líquido aquoso denominado perilinfa, que se comunica com o líquido cefalorraquidiano por intermédio do aqueduto da cóclea e do vestíbulo. No interior do labirinto membranoso, circula a endolinfa.

O labirinto é constituído pelos sistemas *coclear* (relacionado com a audição) e *vestibular* (associado ao equilíbrio do corpo) contendo o sáculo, utrículo e os três canais semicirculares. Os três ductos semicirculares membranosos situados no interior dos canais semicirculares (ósseo) comunicam-se com o utrículo para, em conjunto com o sáculo, participarem do equilíbrio do corpo, informando-nos a posição do mesmo no espaço físico.

A cóclea comunica-se com o sáculo e abriga o órgão de Corti, considerado a sede dos receptores auditivos, estrutura relacionada com a audição.

A orelha interna é inervada pelo nervo vestibulococlear, que contém dois tipos de fibras: *vestibular*, que está relacionado com o equilíbrio e inerva o sáculo, utrículo e ductos semicirculares; e *coclear*, que está associado à audição e é distribuído no órgão de Corti existente na cóclea.

Fisiologia da audição

As ondas sonoras, interceptadas pelo pavilhão auditivo externo, são conduzidas para o meato acústico externo e, ao chegarem ao tímpano, provocam a vibração deste.

O tímpano e os três ossículos ampliam as ondas sonoras, que serão transmitidas à perilinfa, ao labirinto membranoso e à endolinfa, que estimula o órgão de Corti na cóclea. Dos receptores auditivos do órgão de Corti, partem as fibras nervosas cocleares em direção ao cérebro, levando os impulsos nervosos gerados pelas ondas sonoras.

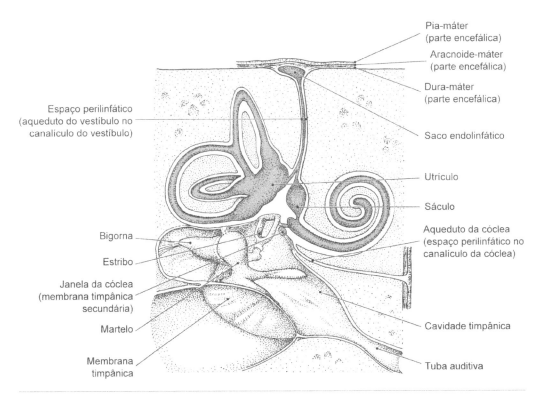

Figura 6.2 Orelha média e orelha interna. (Adaptada de Wolf-Heidegger. Atlas de Anatomia Humana. 6. ed. v. 2. 2006.)

Fisiologia do equilíbrio

O sáculo, o utrículo e os ductos semicirculares possuem em seu interior a endolinfa e os receptores sensoriais, e esse conjunto forma o sistema vestibular. O sistema vestibular não atua isoladamente, mas em conjunto com outros sistemas.

Durante a movimentação e as alterações de postura da cabeça, a endolinfa se agita e estimula os receptores sensoriais, gerando impulsos nervosos que são levados ao cerebelo por meio do nervo vestibular.

A manutenção do equilíbrio e da postura do indivíduo, a orientação espacial e a percepção dos movimentos são obtidas mediante as informações recebidas do sistema vestibular, dos órgãos da visão e dos receptores localizados nos tendões e nas cápsulas articulares.

Durante a movimentação da cabeça, a imagem mantém-se estável na retina devido à ação conjunta do sistema vestibular com outros órgãos e sistemas.

Do cerebelo, partem impulsos que integram os arcos reflexos relacionados com o equilíbrio do corpo e com algumas funções viscerais. Por exemplo, o enjoo durante a viagem de navio é devido a um aumento da excitabilidade do sistema vestibular.

Resumo

- Tato
  - Por meio dos corpúsculos nervosos e das terminações nervosas, têm-se as sensações de tato, pressão, calor, frio
  - Por intermédio das terminações nervosas livres, detecta-se a dor
  - Propriocepção é sensação de posição ou orientação do corpo
- Olfato: as células olfatórias localizam-se na mucosa nasal
- Gustação: as papilas gustativas localizam-se na língua, reconhecendo os sabores amargo, azedo, doce e salgado
- Anatomia do olho
  - Globo ocular
    - Camada externa: córnea (anterior) e esclerótica (posterior)
    - Camada média (úvea): coroide, corpo ciliar, íris e pupila
    - Camada interna (retina): mácula (local de imagem mais nítida) e disco do nervo óptico (local de partida do nervo óptico)
  - Quiasma óptico: local do cruzamento do nervo óptico
  - Meios transparentes ou refrativos
    - Córnea
    - Cristalino
    - Humor aquoso
    - Corpo vítreo
- Fisiologia da visão
  - Os raios luminosos atravessam o meio transparente e se projetam na retina com a imagem invertida e reduzida. O nervo óptico conduz essa imagem ao cérebro, penetrando na consciência em tamanho original e na posição correta
- Órgãos acessórios do olho
  - Músculos extrínsecos do olho
  - Elementos de proteção do olho: sobrancelha, cílios, pálpebras e aparelho lacrimal
- Alterações da visão
  - Miopia
  - Hipermetropia

(continua)

> ### Resumo (*continuação*)
>
> - ○ Astigmatismo
> - ○ Presbiopia
> - ○ Estrabismo
> - Anatomia da orelha
>   - ○ Orelha externa: pavilhão auditivo, meato acústico externo, membrana do tímpano
>   - ○ Orelha média: ossos (martelo, bigorna e estribo), janelas oval e redonda. Comunica-se com as cavidades da orelha externa, da faringe, da mastoide e da orelha interna
>   - ○ Orelha interna: labirinto ósseo e labirinto membranoso; nela ocorre a circulação da perilinfa e da endolinfa. Constituída pelos sistemas coclear (audição) e vestibular (equilíbrio do corpo).
> - Fisiologia da audição
>   - ○ As ondas sonoras fazem vibrar o tímpano e os três ossos, chegam à cóclea e partem em direção ao cérebro por meio do nervo coclear
> - Fisiologia do equilíbrio
>   - ○ Realizada pelo sáculo e utrículo (encontrados no vestíbulo) e pelos ductos semicirculares, que geram impulsos levados ao cerebelo pelo nervo vestibular.

Exercícios

A) Nomeie as estruturas numeradas nas figuras.

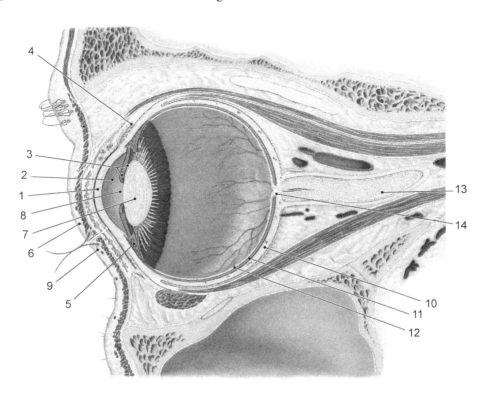

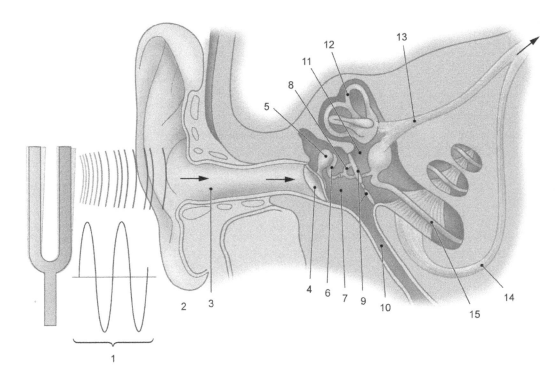

B) Pesquise sobre:
- Alteração no sabor do alimento quando o nariz está congestionado ("entupido").
- Cirurgia para correção da miopia.
- Motivos para otites frequentes em crianças.

Capítulo 7

Sistema Tegumentar

Introdução

O sistema tegumentar também é conhecido como tegumento comum; nele a hipoderme (tela subcutânea), a pele e seus anexos desempenham várias funções, como:

- Recobrir a superfície do corpo como um envoltório protetor e, dessa forma, participar do equilíbrio térmico por meio da sua rede de capilares e da excreção do suor, evitar a perda excessiva de água e eletrólitos dos tecidos, protegendo o organismo contra as agressões térmicas e a penetração de microrganismos
- Ser responsável pela sensibilidade superficial do corpo, mediante terminações e corpúsculos nervosos, possibilitando a percepção do tato, da pressão, da dor e da temperatura
- Eliminar substâncias tóxicas e residuais por intermédio das glândulas sudoríferas e sebáceas
- Em uma ação conjunta com os raios solares, sintetizar as moléculas existentes na pele e convertê-las em vitamina D
- Armazenar gordura e outros componentes do metabolismo.

Pele

A pele recobre a superfície do corpo e, no nível das cavidades, passa a denominar-se mucosa. Possui duas camadas: externa (epiderme) e interna (derme).

A *epiderme* é constituída pelo tecido epitelial, em cuja camada inferior localiza-se a camada germinativa ou basal, responsável pela renovação das células epiteliais. As células novas provindas da camada inferior vão amadurecendo e sendo empurradas para a camada superior pelas outras células novas; dessa forma, a camada superior se renova constantemente.

Nos locais de ação mecânica acentuada, a epiderme é protegida pela queratina (proteína que contém enxofre). A queratinização torna a epiderme mais resistente, impermeável e grossa, sendo encontrada, por exemplo, na sola do pé.

Na camada inferior da epiderme, localiza-se a melanina, pigmento responsável pela coloração da pele e pela sua proteção contra as radiações solares. Pode ser encontrada em maior quantidade na raça negra (pela ação genética) ou no tom bronzeado de pele (pela exposição à radiação solar). O contrário, ausência ou pequena produção de melanina caracteriza o albinismo.

A *derme* é formada pelo tecido conjuntivo e apresenta como função promover a defesa contra os agentes nocivos que venceram a barreira da epiderme, nutrir a epiderme por meio de sua rede de capilares, manter a pele sob constante tensão elástica e formar a impressão digital (existente nos dedos, na palma das mãos e na planta dos pés), onde as papilas se projetam para a epiderme com o formato de cristas separadas por sulcos. Possui terminações nervosas táteis que detectam dor, temperatura, tato e pressão.

A *hipoderme*, ou *subcutâneo*, considerada uma continuação da derme, é formada por tecido conectivo frouxo, vasos sanguíneos e linfáticos, nervos e tecido adiposo; essa estrutura permite que a hipoderme fixe a pele às estruturas subjacentes. Sua vascularização é maior do que a da derme, e a rede de capilares sanguíneos nutre as células da pele e participa na regulagem da circulação sanguínea e no equilíbrio térmico.

O tecido adiposo cobre toda a superfície do corpo, variando de acordo com idade, sexo, estado nutricional e taxa de hormônio. Funciona como uma reserva calórica para o organismo e de proteção contra as ações mecânicas e o frio.

A Figura 7.1 mostra os detalhes da composição da pele.

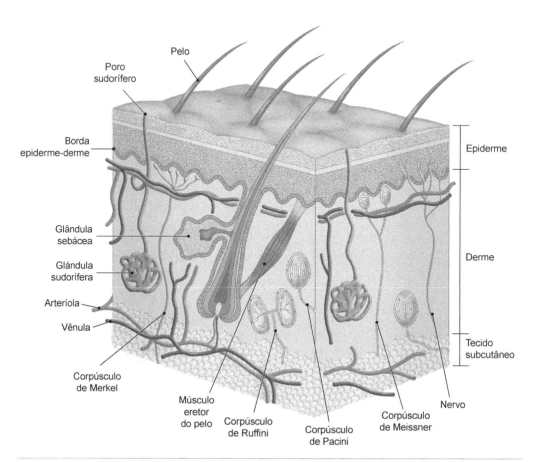

Figura 7.1 Estrutura anatômica da pele.

Anexos da pele

Os anexos da pele compreendem as unhas, os pelos e as glândulas sebáceas e sudoríferas.

As unhas são placas córneas formadas por queratina dura e aderidas nos dedos e artelhos, cuja função é proteger as suas extremidades. Ao seu redor, encontra-se a cutícula para impedir a entrada de agentes infecciosos na sua matriz.

Os pelos apresentam função protetora e recobrem grande parte da pele; a coloração deles varia de acordo com a quantidade de pigmento existente. A raiz do pelo aloja-se em um tubo situado na derme ou na hipoderme, denominado folículo piloso, e possui uma camada germinativa responsável pelo seu crescimento.

Entre a superfície da pele e o folículo piloso, encontra-se o músculo eretor do pelo, cuja contração provoca a ereção do pelo ("pele arrepiada").

As glândulas sebáceas localizam-se na derme, formam-se junto aos pelos e secretam gorduras, cuja função é proteger a superfície da pele e manter a oleosidade e a elasticidade dos pelos e da pele. Geralmente, as gorduras são drenadas para o folículo piloso (Figura 7.2).

As glândulas sudoríferas localizam-se na derme ou na hipoderme, sendo encontradas em toda a superfície do corpo. Secretam o suor, que é um líquido composto por água, sais minerais, substâncias tóxicas etc. O suor é drenado da glândula sudorífera para a pele através de um ducto que se abre como poro.

A quantidade de suor a ser eliminada dependerá das necessidades do organismo para manter o equilíbrio térmico mediante a evaporação da água, regular o metabolismo hídrico e inorgânico e proteger a pele contra as agressões microbianas, em conjunto com as gorduras secretadas pelas glândulas sebáceas.

Existem glândulas sudoríferas modificadas, que desembocam nos folículos pilosos e cujas secreções possuem um odor característico; essas glândulas localizam-se nas axilas e nos órgãos genitais externos.

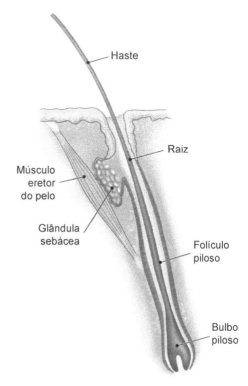

Figura 7.2 Folículo piloso e glândula sebácea.

Resumo

- Funções
  - Recobrir a superfície do corpo
  - Participar do equilíbrio térmico e do metabolismo
  - Proteger o organismo contra os microrganismos
  - Sintetizar a vitamina D
  - Responder pela sensibilidade superficial
  - Armazenar gordura
- Composição da pele
  - Epiderme: tem queratina nos locais de ação mecânica acentuada, melanina que responde pela coloração da pele e uma camada germinativa renovando as células epiteliais
  - Derme: mantém a pele sob tensão elástica, forma a impressão digital, nutre a epiderme e possui terminações nervosas
  - Hipoderme ou subcutâneo: tem rede de capilares para a nutrição da pele, participa no equilíbrio térmico e sanguíneo e possui reserva alimentar e de proteção contra o frio e as ações mecânicas
- Anexos da pele
  - Unhas: têm função protetora e estão aderidas nos dedos e artelhos
  - Pelos: têm função protetora e encontram-se dentro do folículo piloso
  - Glândulas sebáceas: secretam a gordura que é drenada para o folículo piloso e mantêm a oleosidade e a elasticidade do pelo e da pele
  - Glândulas sudoríferas: secretam o suor que mantém os equilíbrios térmico e metabólico e protegem a pele contra os microrganismos.

Exercícios

A) Identifique as estruturas numeradas na figura:

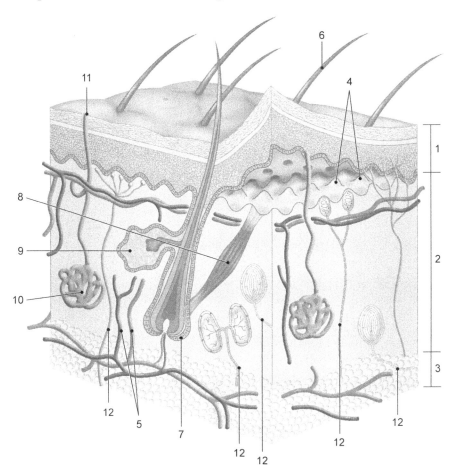

B) Pesquise sobre:
- Estrias e celulite.
- Calos e bolhas.

Capítulo 8

Sistema Esquelético

Introdução

O sistema esquelético é composto por ossos, peças cartilaginosas e articulações. Esse conjunto proporciona ao esqueleto o desenvolvimento de cinco funções básicas: ser uma estrutura de sustentação, servir de ponto de apoio para os músculos esqueléticos se inserirem, proteger alguns órgãos vitais (por ex., os ossos do crânio protegem o encéfalo), participar na formação do sangue por meio da medula óssea e armazenar vários minerais, como o cálcio e o fósforo.

O sistema locomotor é composto pelo sistema esquelético, que proporciona a sustentação do corpo, e pelo sistema muscular, que permite os movimentos.

Ossos

A cartilagem, formada por tecido flexível e elástico, constitui as primeiras estruturas de sustentação do organismo. Conforme vai sendo substituída pelo tecido ósseo, ocorre o seu endurecimento e maior resistência por causa da deposição de sais de cálcio e fosfato, da presença de fibras de colágeno e da proteína chamada osseína.

O osso renova-se constantemente, e os fatores reguladores entre a formação e a reabsorção (perda) ósseas são o estresse do peso, a atividade muscular, a circulação, a vitamina D, o paratormônio (hormônio da paratireoide), a calcitonina (proveniente da tireoide) e o estrógeno (hormônio sexual).

A atividade muscular e o tecido ósseo, habituado a pesos frequentes (do próprio corpo ou não), aceleram a formação óssea, enquanto a redução da circulação sanguínea no local diminui tal formação.

Quanto aos outros fatores, a vitamina D aumenta a absorção de cálcio pelo intestino, o paratormônio regula a concentração de cálcio no sangue, a calcitonina aumenta o depósito de cálcio no osso, e o estrógeno reduz a reabsorção do osso.

Quando adulto, o ser humano possui 206 ossos, cuja variedade de tamanho, forma e estrutura interna é decorrente da função de cada um deles. Os principais tipos de ossos são:

- Longos: o comprimento predomina sobre a largura e a espessura, sendo formados por duas epífises (extremidades do osso) e uma diáfise (corpo e partes adjacentes das extremidades). Cada

epífise é recoberta por tecido cartilaginoso e apresenta forma distinta nos diferentes ossos para possibilitar uma articulação adequada com o osso vizinho. Por exemplo, ossos do braço, do antebraço, da coxa e da perna (Figura 8.1)
- Laminar (planos): são de espessura reduzida, chatos e curvos. Por exemplo, esterno, costela e ossos do crânio
- Curtos: são os de estrutura interna esponjosa, com formato cúbico, uma vez que as três dimensões são semelhantes. Por exemplo, ossos do calcâneo e do punho
- Irregulares: por apresentarem diferentes formas, não existe uma classificação específica para eles. Por exemplo, vértebras e vários ossos do crânio.

O periósteo reveste externamente o osso (com exceção das cartilagens das superfícies articulares), além de participar na formação do tecido ósseo. Na superfície dos ossos, encontram-se protuberâncias, cavidades e canais para a passagem de vasos e nervos.

A medula óssea é responsável pela produção dos elementos sanguíneos denominados leucócitos e hemácias. Localiza-se na camada interna do osso (parte esponjosa), e a sua cor é vermelha. Nas crianças, é mais abundante a medula vermelha; já nos adultos, ela vai se transformando em medula amarela graças à deposição de gorduras. Nos adultos, a medula óssea vermelha encontra-se principalmente no esterno, no osso ilíaco, nas vértebras e nas costelas.

Ossos da cabeça

Os ossos do crânio e da face têm a função de proteger as estruturas cerebrais e dos órgãos dos sentidos. Existem alguns ossos da cabeça denominados ossos pneumáticos, que possuem na sua parte interna cavidades contendo pequenos orifícios possibilitando a passagem de ar. Essas cavi-

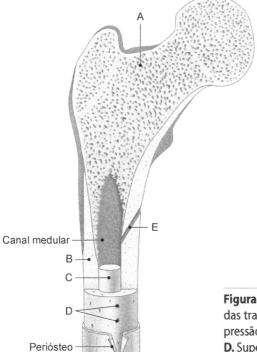

Figura 8.1 Extremidade superior do fêmur. **A.** Disposição das trabéculas ósseas da epífise para suportar ações de pressão. **B.** Camada do osso compacto. **C.** Medula óssea. **D.** Superfície da diáfise com poros para passagem dos vasos sanguíneos. **E.** Canal ósseo para passagem dos vasos sanguíneos e nervos.

dades de ar são denominadas sínus ou seios e têm como objetivo ampliar o som da voz e diminuir o peso do crânio. Os seios paranasais relacionam-se com a cavidade do nariz e recebem o nome do osso onde se localizam: seio frontal, seio etmoidal, seio esfenoidal e seio maxilar. Outro osso pneumático localiza-se no osso mastoide.

Os ossos do crânio (Figuras 8.2 e 8.3) envolvem e protegem o encéfalo, sendo o crânio composto pelos seguintes ossos:

- Um frontal: os seios frontais são duas cavidades aéreas separadas por um septo que se comunicam com a cavidade nasal
- Dois parietais: situam-se lateralmente (direita e esquerda) na parte superior do crânio
- Dois temporais: constituem as paredes laterais do crânio, e os três ossos da orelha média (martelo, bigorna e estribo) estão localizados na sua cavidade timpânica. A protuberância óssea atrás da orelha denomina-se apófise mastoide (em número de duas, direita e esquerda); nela estão localizadas as cavidades cheias de ar em contato com os órgãos da audição
- Um occipital: situa-se na parte inferior e posterior do crânio, articula-se com a primeira vértebra cervical e possui um orifício (forame magno) para a passagem da medula espinal

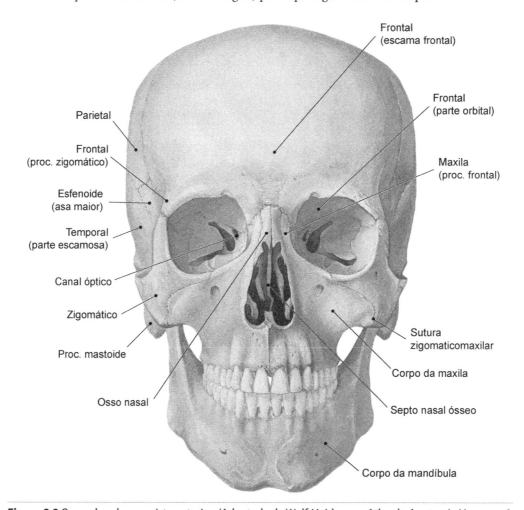

Figura 8.2 Ossos da cabeça – vista anterior. (Adaptada de Wolf-Heidegger. Atlas de Anatomia Humana. 6. ed. v. 2. 2006.)

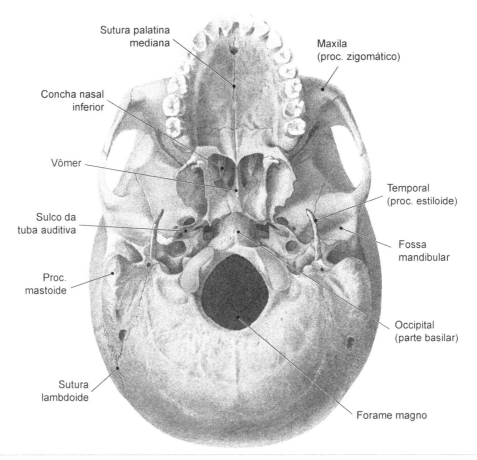

Figura 8.3 Ossos da cabeça – vista de baixo. (Adaptada de Wolf-Heidegger. Atlas de Anatomia Humana. 6. ed. v. 2. 2006.)

- Um esfenoide: localiza-se entre os ossos parietais, temporais e occipital. Possui uma escavação denominada sela turca, na qual se aloja a hipófise. A parte central é oca, constituindo o seio esfenoidal, que se abre na parte posterior da cavidade nasal
- Um etmoide: considerado por alguns como sendo um osso facial, é atravessado pelos ramos do nervo olfatório
- Os ossos da face determinam o perfil do rosto e juntamente com os ossos do crânio formam as cavidades orbitais, bucal e nasal. Constituído por 14 ossos, sendo os principais:
  ○ Duas maxilas: a direito e a esquerda, cada uma com o seio maxilar que se comunica com a respectiva metade da cavidade nasal. Apresentam cavidades alveolares em forma de arco para sustentar a arcada dentária
  ○ Uma mandíbula: é o único osso móvel da face e apresenta cavidades alveolares para a implantação dos dentes da arcada dentária inferior
  ○ Dois zigomáticos: localizam-se na parte lateral (direita e esquerda) da face e formam as "maçãs do rosto"
  ○ Dois nasais: o direito e o esquerdo formam a parte dorsal do nariz
  ○ Um vômer: situa-se dentro da cavidade nasal, articula-se com o etmoide, compondo o septo nasal.

Ossos da coluna vertebral

A coluna vertebral é considerada o eixo do nosso esqueleto e de sustentação do corpo. É formada pela superposição de 33 vértebras: sete cervicais, 12 torácicas, cinco lombares, cinco sacrais e quatro coccígeas (Figura 8.4).

A primeira e a segunda vértebras cervicais são responsáveis pela sustentação e movimentação da cabeça. A primeira vértebra permite o movimento vertical da cabeça, enquanto a segunda permite o movimento lateral. As vértebras sacrais e coccígeas são imóveis, porque estão fixadas entre si, e constituem, respectivamente, o osso sacro e o cóccix.

O corpo da vértebra está localizado na sua porção anterior, que suporta o peso corporal, e o arco vertebral cuja apófise espinhosa (ou processo espinhoso) é bastante protuberante na 7ª vértebra encontra-se na parte posterior. Entre essas duas estruturas há um orifício (forame intervertebral) para a passagem da medula espinal. Em decorrência da sobreposição de uma vértebra com outra, três estruturas distintas serão formadas: um canal denominado *canal vertebral* constituído por vários forames intervertebrais sobrepostos e que abriga a medula espinal e seus envoltórios; os *canais ósseos* nas partes laterais do arco vertebral para a saída dos nervos originados na medula espinal; e as *pequenas articulações* entre as vértebras e também das vértebras com as costelas.

A flexibilidade da coluna vertebral é maior nas regiões cervical e lombar. Os três fatores que propiciam a mobilidade e a integridade da coluna vertebral são, resumidamente, a característica das vértebras individuais que são móveis entre si, mas firmemente interligadas; a justaposição e a união das vértebras por meio dos ligamentos; e a existência dos discos intervertebrais cartilaginosos, de 3 a 7 mm de espessura e do diâmetro do corpo das vértebras correspondentes.

Os discos intervertebrais (Figura 8.5) têm por função ligar uma vértebra a outra, permitindo a sua mobilidade e atuando como um colchão de água ao se deslocarem em direção à área vertebral de maior pressão. Dessa forma, ajudam a amortecer os impactos sobre a coluna vertebral durante os movimentos.

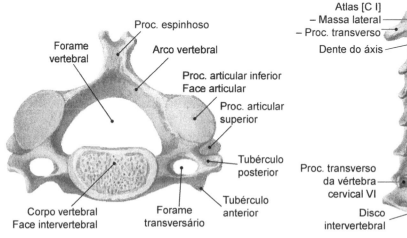

Figura 8.4 Vértebra cervical média – vista caudal. (Adaptada de Wolf-Heidegger. Atlas de Anatomia Humana. 6. ed. v. 1. 2006.)

Figura 8.5 Disco intervertebral. (Adaptada de Wolf-Heidegger. Atlas de Anatomia Humana. 6. ed. v. 1. 2006.)

Ossos da caixa torácica

As vértebras torácicas, as costelas, as cartilagens e o esterno formam uma caixa protetora dos órgãos torácicos (Figura 8.6).

O esterno é um osso achatado que se articula com as cartilagens costais direita e esquerda e com a clavícula. Compõe-se pelo manúbrio (parte superior), corpo (parte mediana) e apêndice xifoide (parte inferior). O esterno e as costelas são estruturas importantes no mecanismo da respiração, pois aumentam (na inspiração) ou diminuem (na expiração) o diâmetro da caixa torácica.

As costelas são ossos alongados em forma de arco, sendo compostas por 12 pares que se articulam posteriormente com as vértebras torácicas e anteriormente com o esterno por meio das cartilagens costais. Consideram-se costelas verdadeiras as que se articulam diretamente com o esterno (1ª a 7ª) e costelas falsas as que se fixam indiretamente ou não se fixam ao esterno (8ª a 12ª); a 11ª e a 12ª são denominadas flutuantes por não se fixarem no esterno. O espaço existente entre duas costelas chama-se espaço intercostal.

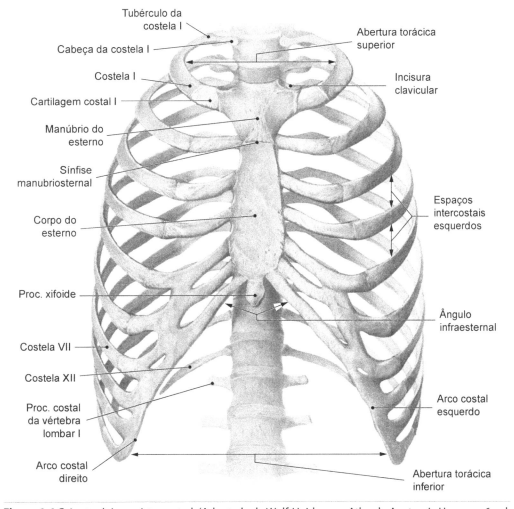

Figura 8.6 Caixa torácica – vista ventral. (Adaptada de Wolf-Heidegger. Atlas de Anatomia Humana. 6. ed. v. 1. 2006.)

Ossos do membro inferior

Os ossos da pelve, da coxa, da perna e do pé compõem o esqueleto do membro inferior (Figura 8.7).

A pelve (quadril, bacia ou cintura pélvica) distribui parte do peso corporal de maneira equitativa para as duas pernas, sendo o produto da união dos ossos ílio, ísquio e púbis. Apesar de possuir a mesma estrutura óssea, a pelve feminina é maior e mais rasa que a masculina por causa de sua importância na gravidez e no parto.

O *ílio* situa-se na parte superior e lateral da pelve, fornecendo um suporte adequado aos órgãos abdominais. A sua parte superior denomina-se crista ilíaca, onde se encontra a espinha ilíaca. É o único osso pélvico que se articula com a coluna vertebral, mas praticamente impossibilitado de se movimentar em virtude dos ligamentos.

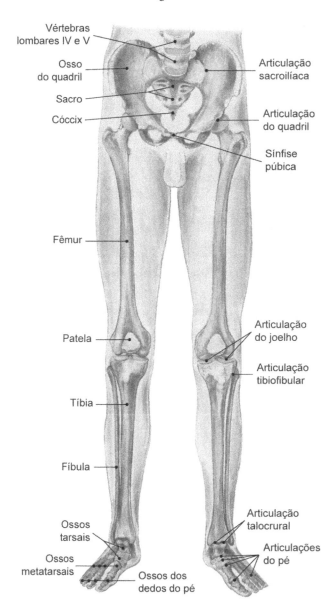

Figura 8.7 Ossos da pelve e membros inferiores – vista ventral. (Adaptada de Wolf-Heidegger. Atlas de Anatomia Humana. 6. ed. v. 1. 2006.)

O *ísquio* encontra-se na parte inferior e posterior da pelve e é o principal ponto de apoio do tronco quando o indivíduo está na posição sentada.

O *púbis* situa-se na parte anterior e está ligado ao ílio e ao ísquio; o local da união do púbis direito e esquerdo denomina-se sínfise púbica.

No local de união desses três ossos, existe uma cavidade revestida de cartilagem denominada acetábulo, cuja função é alojar a cabeça do fêmur.

O fêmur localiza-se na coxa e é considerado o maior osso do corpo humano. Na sua extremidade proximal estão localizados a cabeça do fêmur revestida por tecido cartilaginoso, o colo femoral e os trocanteres maior e menor; na extremidade distal, existem o côndilo lateral e o côndilo medial, que se articulam com a tíbia. Os trocanteres propiciam locais de fixação para vários músculos, e o côndilo é uma saliência articular existente no osso.

Na região da perna, encontram-se a tíbia e a fíbula. A tíbia é mais volumosa que a fíbula e articula-se com o fêmur por meio do côndilo e com o pé por meio do maléolo medial. A fíbula não se articula com o fêmur, mas sim com a tíbia, e, na extremidade distal, o maléolo lateral articula-se com o pé.

Situado entre a coxa e a perna está o joelho, onde se localiza a patela (rótula). Esse osso, além de proteger o fêmur, tem importante função no movimento de extensão do joelho por aumentar a força dos músculos da coxa.

Os ossos do pé mantêm-se unidos por meio de fortes ligamentos que lhe permitem sustentar o peso corporal e funcionar como alavanca durante o ato de andar. É composto pelos ossos do tarso, ossos do metatarso e pelas falanges dos dedos do pé (Figura 8.8).

O tarso é constituído por sete ossos, sendo que o calcâneo, o maior deles, constitui o ponto de apoio da arcada plantar na parte posterior. O tálus localiza-se sobre o calcâneo e articula-se com o calcâneo, a tíbia e a fíbula.

O metatarso é constituído por cinco ossos, tem por função suportar o peso corporal da parte anterior e lateral e articular-se na extremidade proximal com os ossos do tarso e na extremidade distal com os ossos dos dedos.

Nos dedos, observa-se que o hálux é formado pelas falanges distal e proximal, enquanto nos demais dedos existem três falanges (proximal, média e distal).

Ossos do membro superior

O esqueleto do membro superior é composto pelos ossos da cintura escapular, do braço, do antebraço e da mão (Figuras 8.9 e 8.10).

A cintura escapular é formada por clavícula e escápula. A clavícula está localizada na parte anterior do tórax e é ligada ao esterno e, lateralmente, com a escápula. Essas duas articulações são imóveis.

A escápula possui um formato triangular e localiza-se na parte dorsal do tórax. Próximo da região de ligação com a clavícula, há uma depressão articular para alojar a cabeça do úmero e constituir a articulação do ombro.

O úmero, localizado no braço, é um osso longo cuja extremidade proximal, denominada cabeça, articula-se com a escápula; a região logo após a cabeça do úmero é denominada colo. A sua extremidade distal chama-se côndilo e articula-se com o rádio e a ulna, formando a articulação do cotovelo.

No antebraço, há dois ossos. Um deles, a ulna, apresenta sua extremidade proximal mais volumosa do que a inferior, e o olécrano da ulna é a ponta do cotovelo. O outro osso é o rádio; posicionado em direção ao polegar, articula-se com o úmero e distalmente, em conjunto com a ulna, com a articulação do pulso.

Na mão, encontram-se os ossos do carpo, os ossos do metacarpo e as falanges dos dedos da mão. Na região do carpo, existem oito ossos interligados por meio de articulações semimóveis que se articulam, distalmente, com os cinco ossos do metacarpo; cada metacarpo é ligado à falange correspondente: o polegar possui duas falanges (proximal e distal), e os demais dedos têm três falanges (proximal, média e distal).

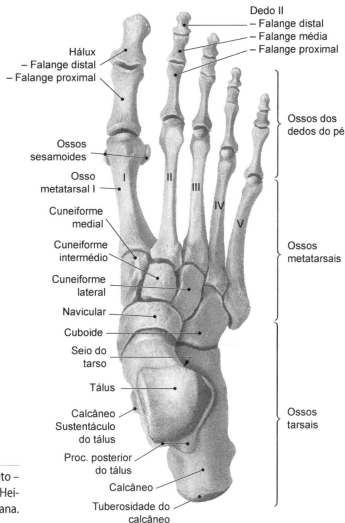

Figura 8.8 Esqueleto do pé direito – vista dorsal. (Adaptada de Wolf-Heidegger. Atlas de Anatomia Humana. 6. ed. v. 1. 2006.)

Articulação

Os ossos do esqueleto conectam-se por meio de ligações fixas e semimóveis (articulações fibrosas e cartilagíneas) ou móveis (articulações sinoviais – Figura 8.11). As articulações têm por função manter a união entre os ossos e possibilitar que o esqueleto se movimente.

Nas ligações fixas ou de pouca mobilidade, a conexão entre os ossos é realizada por meio do tecido conjuntivo (p. ex., os ossos do crânio mediante as suturas) ou do cartilaginoso (p. ex., sínfise púbica). Quando existe uma ossificação desse tecido interposto entre os dois ossos, uma ocorrência mais frequente nos idosos, observa-se maior dificuldade na execução dos movimentos.

O crânio infantil até os 2 anos de idade apresenta áreas não ossificadas e recobertas por uma membrana fibrosa; essas áreas são denominadas fontanelas ou fontículos ("moleira"). As duas principais fontanelas são a anterior (bregmática ou coronal) e a posterior (lambdoide). As fontanelas e

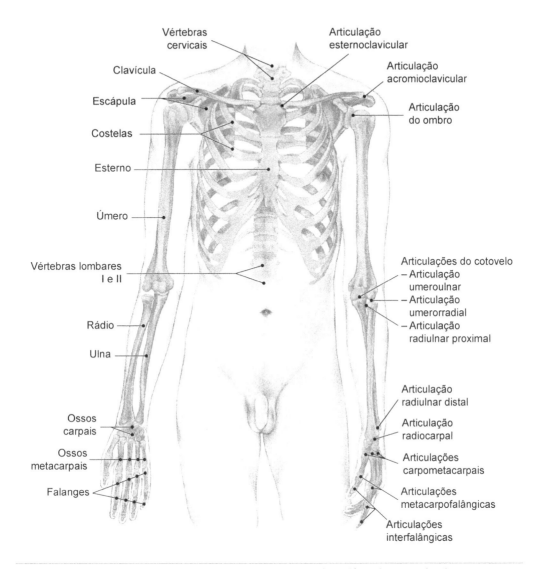

Figura 8.9 Membro superior e tórax – vista ventral. (Adaptada de Wolf-Heidegger. Atlas de Anatomia Humana. 6. ed. v. 1. 2006.)

as suturas não fundidas viabilizam a compressão do crânio durante o parto e o desenvolvimento do encéfalo e do crânio durante a fase de crescimento da criança.

As articulações sinoviais proporcionam mobilidade aos ossos (p. ex., articulação coxofemoral) porque possuem estruturas específicas: a cartilagem articular, a cápsula articular, o líquido sinovial e os ligamentos.

A cartilagem articular reveste as superfícies articulares dos dois ossos vizinhos, e, entre as superfícies articulares bem justapostas, está o espaço articular. A cápsula articular liga as extremidades dos ossos, prendendo-se acima da superfície cartilaginosa dos ossos. É formada internamente por uma membrana delgada chamada membrana sinovial e externamente por um tecido conjuntivo fibroso resistente (membrana fibrosa).

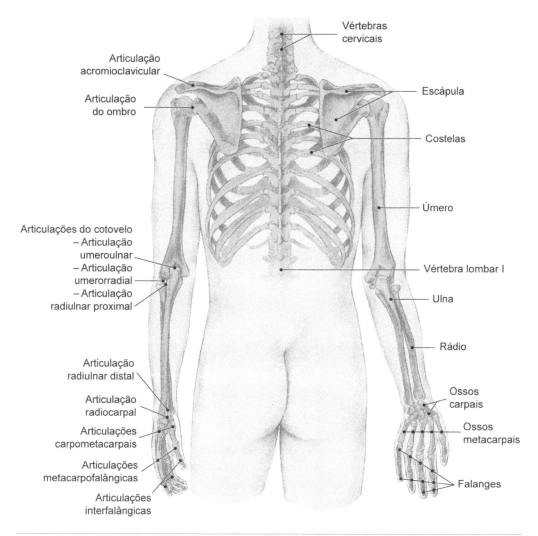

Figura 8.10 Membro superior e tórax – vista dorsal. (Adaptada de Wolf-Heidegger. Atlas de Anatomia Humana. 6. ed. v. 1. 2006.)

O líquido sinovial, ou sinóvia, é um líquido oleoso existente na cavidade articular, secretado pela membrana sinovial. Tem por finalidade nutrir a cartilagem articular e permitir o deslizamento das superfícies cartilaginosas articulares.

Os ligamentos reforçam a função da membrana fibrosa existente na cápsula articular, impedindo o deslocamento anormal das superfícies articulares, ou seja, sua função é estabilizar a articulação. São formados pelo tecido conjuntivo e possuem pouca elasticidade e facilidade de se lesionarem quando distendidos excessivamente.

A realização de um movimento articular dependerá da forma da superfície articular, da rigidez da cápsula articular e dos ligamentos, e da força dos músculos atuantes sobre a articulação.

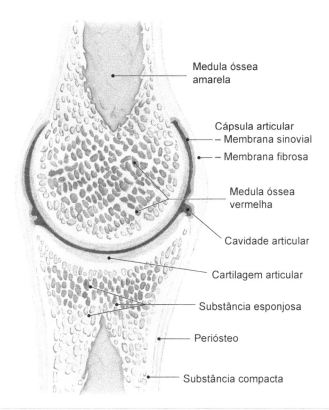

Figura 8.11 Articulação sinovial. (Adaptada de Wolf-Heidegger. Atlas de Anatomia Humana. 6. ed. v. 1. 2006.)

Principais articulações

- Articulação temporomandibular: o osso temporal articula-se com a mandíbula, permitindo a mastigação
- Processo articular vertebral: a articulação entre as vértebras
- Articulação sacroilíaca: as vértebras sacrais ligam-se ao osso ílio da pelve
- Articulação coxofemoral: a cabeça do fêmur articula-se com o acetábulo
- Articulação do joelho (Figura 8.12): como a superfície articular do fêmur não se adapta perfeitamente à superfície articular da tíbia, há um disco cartilaginoso em forma de meia-lua inserido nas extremidades internas e externas de cada osso. Essa estrutura denomina-se menisco, cuja função é aumentar tanto a superfície articular como a resistência elástica a choques. Como essa articulação é a maior do corpo humano e de complexidade e importância muito grandes, dela participam vários ligamentos e um osso chamado patela. A patela é um osso redondo, achatado, situado na parte anterior da articulação e preso a um ligamento tendinoso
- Articulação do calcanhar: os ossos do tarso articulam-se com a tíbia e a fíbula
- Articulação do ombro: a cintura escapular articula-se com o úmero
- Articulação do cotovelo: composta por três articulações isoladas (úmero com a ulna, úmero com o rádio e rádio com a ulna), mas envoltas por uma cápsula comum
- Articulação do pulso: os ossos do antebraço articulam-se com os ossos do carpo

Os movimentos articulares do braço e da mão devem ser sincrônicos, para que a mão possa atuar como órgão de preensão.

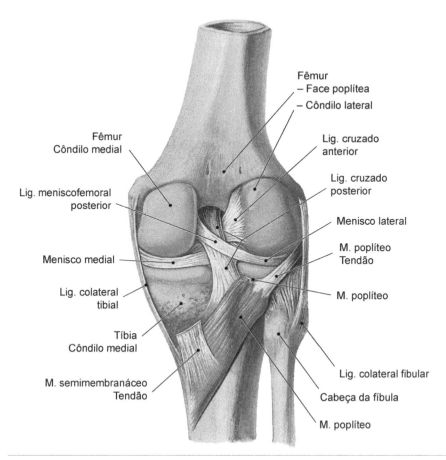

Figura 8.12 Articulação do joelho direito. (Adaptada de Wolf-Heidegger. Atlas de Anatomia Humana. 6. ed. v. 1. 2006.)

Principais movimentos articulares

A articulação pode se movimentar em uma direção, como a articulação dos dedos, ou em várias direções, como a articulação do ombro.

Os principais movimentos articulares são:

- Flexão: ocorre a diminuição do ângulo entre os ossos devido à aproximação das extremidades mais distantes dos ossos ligados pela articulação
- Extensão: ocorre o aumento do ângulo entre os ossos devido ao afastamento das extremidades mais distantes dos ossos ligados pela articulação
- Abdução: é o deslocamento do membro da sua posição anatômica, provocando o afastamento da linha média do corpo
- Adução: o membro se move em direção à linha média do corpo
- Rotação: o membro é girado para dentro ou para fora, de acordo com o seu eixo longitudinal.

Resumo

- Funções do esqueleto
  - Sustentação, ponto de inserção dos músculos, proteção de órgãos vitais, formação do sangue
- Tipos de ossos
  - Longo, laminar, curto e irregular
- Características de alguns ossos
  - Medula óssea: sua parte interna é responsável pela formação do sangue
  - Periósteo: reveste externamente o osso
- Principais ossos do esqueleto
  - Cabeça: frontal, parietal, temporal, occipital, esfenoide, etmoide, maxilar, mandíbula, zigomático, nasais e vômer
  - Coluna vertebral: composta por vértebras (7 cervicais, 12 torácicas, 5 lombares, 5 sacrais e 4 coccígeas), possui um canal para abrigar a medula espinal e discos intervertebrais cuja função é ajudar a mobilidade das vértebras e proteger as suas estruturas
  - Caixa torácica: 12 costelas (verdadeiras, falsas e flutuantes) e o esterno (manúbrio, corpo e processo xifoide). O espaço entre duas costelas é o espaço intercostal
  - Membro inferior: pelve (ílio, ísquio e púbis), coxa (fêmur), perna (tíbia e fíbula) e pé (tarso, metatarso e falange)
  - Membro superior: cintura escapular (clavícula e escápula), braço (úmero), antebraço (rádio e ulna), mão (carpo, metacarpo e falange)
- Tipos de articulação e exemplo
  - Imóvel ou fixa: suturas do crânio
  - Móvel ou sinovial: a articulação coxofemoral, composta por cartilagem articular, cápsula articular, líquido sinovial e ligamentos
- Principais articulações
  - Cabeça: temporomandibular
  - Membro inferior: sacroilíaca, coxofemoral, joelho e calcanhar
  - Membro superior: ombro, cotovelo e pulso
- Principais movimentos articulares
  - Flexão: dobrar
  - Extensão: esticar
  - Abdução: afastar da linha média
  - Adução: aproximar da linha média
  - Rotação: girar para dentro ou para fora.

Exercícios

A) Nomeie as estruturas numeradas na figura:

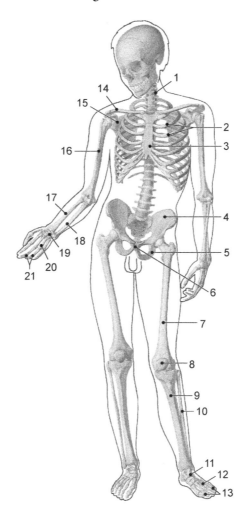

B) Pesquise sobre:
- Ação dos raios solares na manutenção da saúde do osso.
- Consequências da má postura corporal.
- Alterações na curvatura da coluna vertebral.

Capítulo 9

Sistema Muscular Esquelético

Introdução

Os músculos variam de tamanho e forma e têm por função participar no equilíbrio da temperatura corporal e assegurar a dinâmica e a estática do corpo humano, isto é, os músculos locomotores movimentam os ossos em suas articulações, enquanto os músculos de sustentação mantêm os ossos em determinada posição.

Os músculos podem ser envolvidos pela fáscia ou pela aponeurose; a fáscia está estruturada em camadas de tecido conjuntivo resistente, e a aponeurose pode ser uma membrana que reveste o músculo ou o liga ao tendão.

A fixação dos músculos a outras estruturas pode ser realizada por meio (1) do tendão, que fixa o músculo ao osso; (2) da fixação dos músculos diretamente ao osso ou ao tecido mole; e (3) da aponeurose, que fixa o músculo a outro músculo ou ao osso.

O tendão (em forma de cordão) e a aponeurose (em forma de tira larga) são estruturas resistentes, praticamente inextensíveis, de cor branca brilhante e constituídas por tecido fibroso. Nos locais de atrito entre superfícies em movimento (músculos, ossos, tendões e ligamentos), encontra-se a bolsa sinovial (ou bursa), cuja parede fina está preenchida por um líquido espesso (sinóvia). A bursa tem como objetivo proteger os tecidos ao redor de algumas articulações, e a sinóvia, facilitar o deslizamento dos músculos e tendões.

A fáscia, o tendão e a aponeurose agem como se fossem uma meia elástica e, dessa forma, evitam desvios e rupturas durante a sua contração.

Após a morte do tecido muscular provocada por ferimento ou má circulação, ocorre a formação de cicatriz (tecido conjuntivo) porque o tecido muscular não se regenera.

Os músculos são compostos por vários elementos químicos. A *água* abrange 75% da musculatura, a *actina* e a *miosina* são os compostos proteicos principais das fibrilas (fibras muito finas), que respondem pela capacidade de contração dos músculos. Os *lipídios* são armazenados nos músculos como elementos de reserva e utilizados nas reações energéticas, e as *substâncias minerais* (sódio, potássio, cálcio, magnésio, fósforo etc.) influenciam as transformações químicas musculares e a sua contração. O *glicogênio* é armazenado em grande quantidade nas células musculares do fígado, transformando-se em glicose quando há necessidade de energia para as células.

Atividade mecânica dos músculos

Sob o ponto de vista da mecânica muscular, os músculos apresentam três propriedades: (1) contratilidade, ocorre na realização de um trabalho com o músculo se contraindo e tornando-se mais alto e volumoso; (2) elasticidade, a capacidade de se distender e voltar ao estado anterior ao da contração; e (3) excitabilidade, a propriedade de se contrair mais violentamente quanto mais forte for o agente causador.

Muitos dos movimentos não se originam da ação isolada de um único músculo, mas da ação conjunta de vários deles. Para manter o equilíbrio muscular e a harmonia do movimento, os músculos antagônicos executam movimentos opostos aos dos sinérgicos (músculos que cooperam com outros músculos) ou mantêm-se relaxados.

O músculo contraído, para poder voltar à sua posição normal, necessita ser esticado pelos antagônicos e pelo peso da parte do corpo existente na área.

Os músculos sinérgicos e antagônicos estão de tal maneira coordenados que, quando um dos seus músculos se contrai, os demais são acionados parcial ou totalmente.

Os músculos em repouso corpóreo aparente não se encontram completamente relaxados nem contraídos; essa característica muscular denomina-se tônus muscular, que é controlado pelo sistema nervoso e consiste na contração muscular parcial normal. A tonicidade muscular pode aumentar ou diminuir de acordo com o estado psíquico da pessoa, os exercícios físicos e os movimentos.

Os músculos são importantes na obtenção da energia a partir do glicogênio trazido pela corrente sanguínea ou armazenado no próprio músculo. As enzimas celulares e o oxigênio participam do processo de decomposição do glicogênio, cuja transformação química libera a *energia* que será utilizada pelas fibras musculares para realizar a contração ou o relaxamento muscular; essa energia corresponde a 30% do total da energia gerada. Os 70% da energia restante são transformados em *calor* que, juntamente com o gerado pelos órgãos da cavidade abdominal e torácica, é transportado pela corrente sanguínea para manter o equilíbrio térmico corporal. A temperatura corporal constante é obtida pelo equilíbrio entre a formação de calor e a cessão de calor (realizada principalmente pela pele e pelos pulmões).

O trabalho muscular abrange as reações químicas nas fibras musculares (metabolismo muscular) e a contração e o relaxamento dos músculos para a movimentação ou a fixação de partes do esqueleto. O ATP (adenosina trifosfato), produto da decomposição do glicogênio, em conjunto com o cálcio e as proteínas actina e miosina são fundamentais para que o músculo consiga se contrair e relaxar.

Resumidamente pode-se dizer que, para ocorrer a contração e o relaxamento muscular, é necessário o estímulo do nervo motor. Na junção neuromuscular, a região em que o nervo motor se encontra com o músculo, existe o neurotransmissor acetilcolina, que gera o sinal elétrico. A ação conjunta com o ATP, o cálcio, a actina e a miosina forma um sinal elétrico que resulta na contração muscular. Ao final desse processo, na fase de relaxamento muscular, a acetilcolina é destruída pela enzima acetilcolinesterase, e o cálcio é bombeado retrogradamente para o seu ponto original (retículo sarcoplasmático).

Para repor o ATP gasto na contração muscular, o organismo metaboliza substâncias com energia, como o fosfato de creatinina, o glicogênio, a glicose e as gorduras. Essas substâncias são transformadas em ATP por meio dos metabolismos aeróbico (na presença de oxigênio) e anaeróbico (sem oxigênio) ou do fosfato de creatina.

No metabolismo anaeróbio, existe a formação de ácido láctico, responsável pela dor muscular ou por cãibras após um exercício físico excessivo.

O ácido láctico, a creatina e o ácido fosfórico são considerados produtos finais do metabolismo muscular e são reaproveitados na recuperação de determinadas substâncias químicas ou transportados pela corrente circulatória para os órgãos de eliminação.

Músculos da cabeça e do pescoço

Os músculos da cabeça são responsáveis pelos traços do rosto e pela mímica, atuam na movimentação da cabeça e da coluna vertebral e participam do processo da mastigação, como, por exemplo (Figura 9.1):

- Masseter: cobre lateralmente o osso da mandíbula e, com o músculo temporal (sobre o osso temporal), constituem os músculos da mastigação
- Bucinador: é o músculo da bochecha, participando no processo de trituração dos alimentos.

Os músculos do pescoço participam nos movimentos da cabeça, dos ombros e das estruturas da garganta. Exemplos:

- Esternocleidomastóideo: insere-se no manúbrio, na clavícula e no processo mastoide do osso temporal, participa na movimentação da cabeça com o pescoço
- Hióideos: são um conjunto de músculos situados entre o osso hioide, a mandíbula e parte superior do tórax; participam no processo da deglutição e da abertura da boca
- Escaleno: localiza-se na parte lateral do pescoço, inserindo-se nas vértebras cervicais e na 1ª e 2ª costelas; intervém na mecânica respiratória por meio da elevação das costelas e participa na movimentação lateral da coluna cervical.

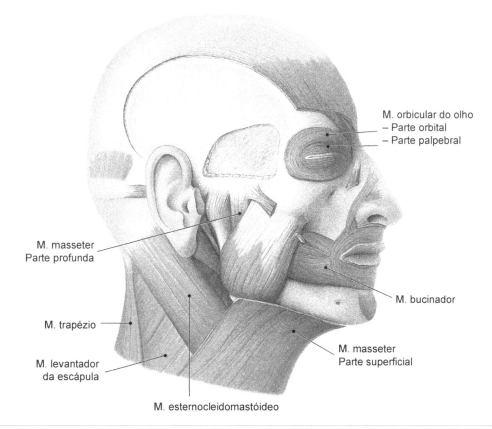

Figura 9.1 Músculos profundos da face. (Adaptada de Wolf-Heidegger. Atlas de Anatomia Humana. 6. ed. v. 2. 2006.)

Músculos do tronco

Os músculos do dorso (Figura 9.2) são os que se estendem da coluna vertebral em direção à cintura escapular e ao úmero; participam nos movimentos do braço e da cabeça e da elevação da escápula. Exemplos:

- Latíssimo do dorso: recobre os outros músculos do dorso e tem por função levar o braço para trás
- Trapézio: localiza-se na parte superior do dorso e na parte posterior do pescoço; responsável pela elevação dos ombros
- Romboide: localiza-se por baixo do trapézio.

Outro grupo muscular, formado pelos músculos do tórax (Figura 9.3) se insere na coluna vertebral e nas costelas e tem ação no equilíbrio estático e dinâmico do tórax. Os músculos do tórax

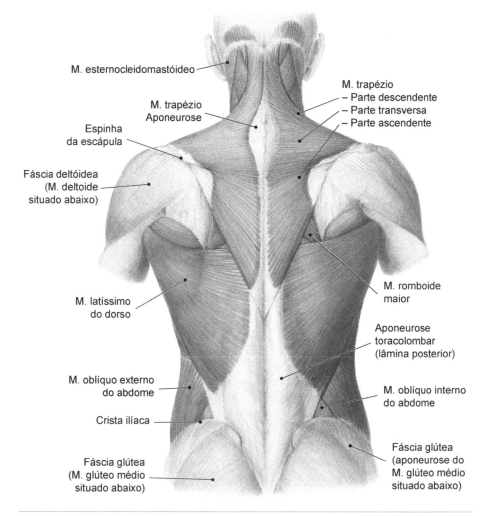

Figura 9.2 Músculos do dorso. (Adaptada de Wolf-Heidegger. Atlas de Anatomia Humana. 6. ed. v. 1. 2006.)

que se estendem das costelas em direção à cintura escapular e ao úmero atuam nos movimentos do membro superior e na mecânica torácica. Exemplos:

- Peitoral maior: situa-se no peito e permite o movimento do braço para frente; o peitoral menor localiza-se abaixo do peitoral maior
- Grande denteado: localiza-se na parte lateral do tórax e permite a elevação das costelas
- Serrátil anterior: situa-se na parte lateral do tórax e ajuda a levantar os braços.

Existem outros músculos que se inserem nas costelas e atuam de maneira importante na mecânica torácica. Por exemplo, intercostais interno e externo localizados nos espaços intercostais.

O diafragma separa o tórax do abdome, é um músculo forte que se insere nas costelas, no processo xifoide do esterno e na coluna vertebral. Apresenta alguns orifícios delimitados por músculos tendíneos denominados hiato aórtico (para passar a artéria aorta e o ducto torácico) e hiato esofágico (para passar o esôfago e o nervo vago). O abaixamento do diafragma para o abdome provoca duas ações importantes: o aumento da capacidade torácica em se expandir, portanto facilita a inspiração; e o aumento da pressão interna abdominal por diminuição da cavidade abdominal, interferindo nas funções mecânicas das vísceras abdominais, especialmente na evacuação, na micção e no trabalho de parto.

Os músculos do abdome (Figura 9.4) formam uma parede para proteger os órgãos abdominais, influem no equilíbrio estático e dinâmico das vísceras abdominais e atuam na movimentação do tronco. Exemplos de músculos da parede do abdome:

- Transverso do abdome: dos músculos da parede do abdome, este é o que está situado mais profundamente

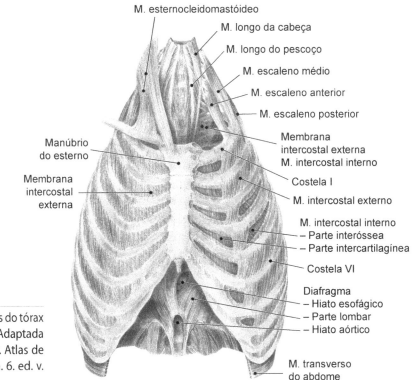

Figura 9.3 Músculos do tórax – aspecto ventral. (Adaptada de Wolf-Heidegger. Atlas de Anatomia Humana. 6. ed. v. 1. 2006.)

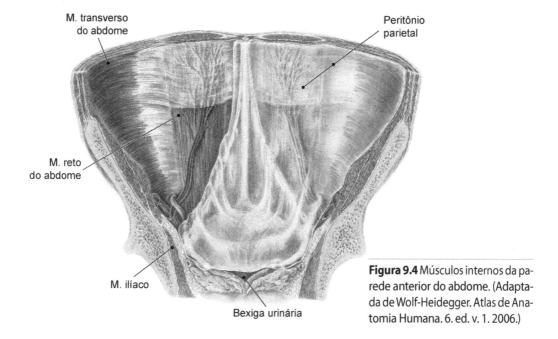

Figura 9.4 Músculos internos da parede anterior do abdome. (Adaptada de Wolf-Heidegger. Atlas de Anatomia Humana. 6. ed. v. 1. 2006.)

- Oblíquos interno e externo do abdome: situam-se à direita e à esquerda sobre o músculo transverso
- Reto do abdome: estende-se do osso esterno ao púbis.

Os músculos da pelve estendem-se da vértebra lombar até a pelve e o fêmur. Participam na manutenção da posição ereta do corpo e nos movimentos da coxa, da pelve e do tronco. Exemplos:

- Iliopsoas: localiza-se na virilha e permite a flexão da coxa
- Glúteos: máximo (forma a nádega), médio (recoberto parcialmente pelo glúteo máximo) e mínimo (recoberto pelo glúteo médio); são responsáveis pelos movimentos da coxa.

Músculos dos membros inferiores

Os músculos da coxa (Figura 9.5) localizam-se ao redor do fêmur e atuam na movimentação da coxa e da perna. Exemplos:

- Sartório: conhecido também como costureiro
- Quadríceps femoral: compõe-se pelos músculos reto femoral, vasto lateral (o maior de todos), vasto intermediário (situado abaixo do vasto lateral) e vasto médio (sua parte superior localiza-se abaixo do reto femoral e sartório, sua parte inferior constitui um relevo evidente)
- Bíceps femoral: situa-se na parte posterior da coxa.

Os músculos da perna (Figura 9.6) têm longos tendões que podem se estender até os dedos do pé. Participam nos movimentos do pé e da perna e têm função importante no ato de caminhar. Exemplos: tibial anterior, fibular e tríceps sural.

O tríceps sural, em conjunto com outros músculos da parte posterior da perna, forma a panturrilha (barriga da perna). Na sua parte inferior, origina-se um tendão largo que se insere na borda posterior do osso calcâneo denominado tendão calcâneo.

O pé também apresenta músculos próprios, localizados no seu dorso, na planta do pé (Figura 9.7) ou nas falanges. Esses músculos atuam nos movimentos restritos dos artelhos e principalmente

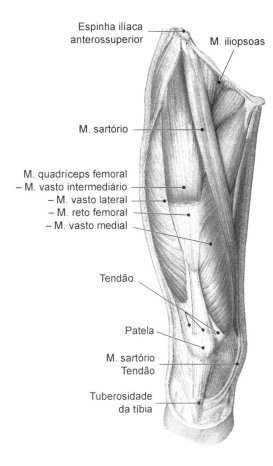

Figura 9.5 Músculos da coxa direita. (Adaptada de Wolf-Heidegger. Atlas de Anatomia Humana. 6. ed. v. 1. 2006.)

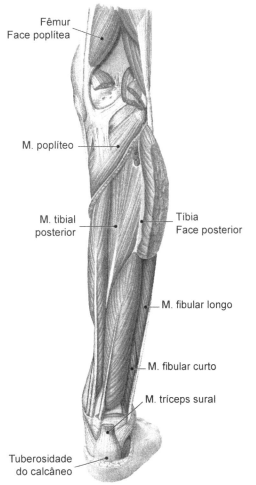

Figura 9.6 Músculos da perna direita – vista dorsal, camada profunda. (Adaptada de Wolf-Heidegger. Atlas de Anatomia Humana. 6. ed. v. 1. 2006.)

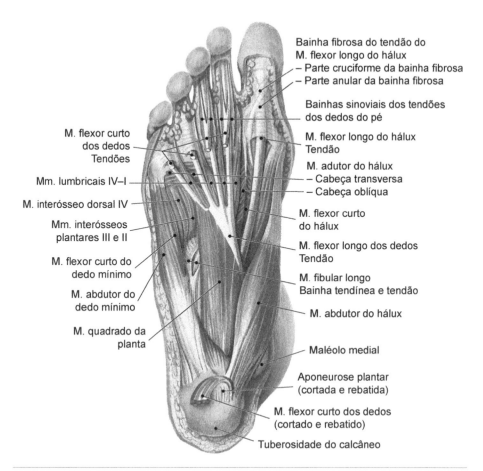

Figura 9.7 Músculos da planta do pé direito. (Adaptada de Wolf-Heidegger. Atlas de Anatomia Humana. 6. ed. v. 1. 2006.)

na manutenção da estabilidade interna da arcada do pé. Essas ações podem ser realizadas porque a planta do pé apresenta número maior de músculos do que na região do dorso, músculos mais desenvolvidos na sua borda interna do que na externa (porque o peso corporal apoia-se mais na extremidade interna), uma camada grossa de tendões (aponeurose plantar) que recobre os seus músculos a fim de proporcionar maior firmeza na sua arcada interna; e uma camada adiposa especial entre a pele e a aponeurose plantar, principalmente na região do calcanhar, para funcionar como um amortecedor.

Músculos dos membros superiores

Os músculos participam nos movimentos do braço, da mão e dos dedos.

Para os movimentos da articulação do ombro, é necessária a ação conjunta de três grupos musculares:

- Músculos que se estendem da coluna vertebral em direção à cintura escapular e ao úmero: grande dorsal, trapézio, romboide

- Músculos que se estendem da costela em direção à cintura escapular e ao úmero: peitorais maior e menor
- Músculos autóctones do membro superior: deltoide (estende-se da clavícula e da escápula e vai até a metade do úmero), redondo maior (principal antagonista do deltoide, estende-se da escápula ao úmero).

Os músculos do braço (Figura 9.8) estendem-se da escápula em direção ao úmero ou ao antebraço, ou do úmero aos ossos do antebraço. Exemplos:

- Bíceps braquial: situa-se na parte anterior e é considerado o músculo flexor mais importante do braço
- Braquial: localiza-se profundamente ao bíceps
- Tríceps braquial: situa-se na parte posterior do braço.

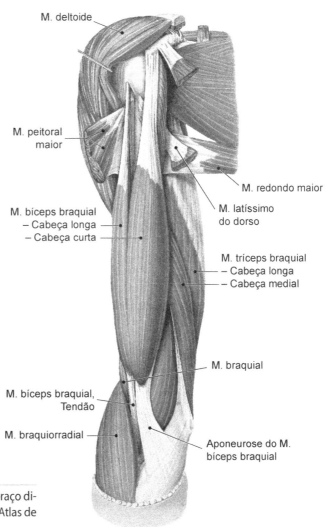

Figura 9.8 Músculos do ombro e do braço direitos. (Adaptada de Wolf-Heidegger. Atlas de Anatomia Humana. 6. ed. v. 1. 2006.)

No antebraço, encontra-se um número grande de músculos, compreendendo músculos superficiais e profundos, que têm participação importante nos movimentos da mão como um todo e nos movimentos individuais dos dedos. Isso ocorre porque esses músculos flexores e extensores do antebraço fixam-se aos ossos do carpo e do metacarpo e às falanges por meio de tendões. Exemplos:

- Pronador redondo: estende-se do úmero em direção à ulna e ao rádio
- Braquiorradial: situa-se superficialmente na parte lateral do antebraço.

A ação muscular conjunta dos músculos da mão e do antebraço permite que a mão seja um *órgão de preensão*, principalmente o polegar, execute os *movimentos articulares simples* e realize simultaneamente uma *combinação de movimentos* (p. ex., ao escrevermos, o dedo flexiona-se na articulação proximal e estica-se nas articulações distais).

Resumo

- Funções do músculo
  - ○ Assegurar a dinâmica e a estática do corpo e participar no equilíbrio térmico do corpo
- Formação do músculo
  - ○ Suas extremidades são ligadas aos ossos ou a outras estruturas por meio do tendão ou da aponeurose ou ligam-se diretamente
- Composição química
  - ○ Água, proteína (actina e miosina), lipídios, sais de fosfato nitrogenados, substâncias minerais (sódio, potássio, cálcio etc.), glicogênio
- Mecânica muscular
  - ○ Propriedades: contratilidade, elasticidade e excitabilidade
  - ○ Movimentos: contração (músculos sinérgicos) e relaxamento (músculos antagônicos)
  - ○ Tonicidade muscular: capacidade do músculo de se manter contraído parcialmente
- Trabalho muscular
  - ○ Contração e relaxamento muscular: ação conjunta da acetilcolina com o ATP, o cálcio, a miosina e a actina
  - ○ Reações químicas que liberam energia para o músculo, calor para a manutenção da temperatura corporal e produtos finais do metabolismo
- Principais músculos
  - ○ Cabeça e pescoço
    - Função: responsáveis pelos traços do rosto e mímica, pela movimentação da cabeça, do pescoço e da coluna vertebral, pelo processo de mastigação e pela mecânica respiratória
    - Exemplos: masseter, temporal, bucinador, esternocleidomastóideo, hióideo e escaleno
  - ○ Tronco
    - Função: participar na movimentação dos membros superiores, cabeça e tronco, no equilíbrio estático e dinâmico do tórax e dos órgãos abdominais, na mecânica respiratória e na proteção dos órgãos abdominais
    - Exemplos: latíssimo do dorso, trapézio, romboide, peitoral maior, intercostais, grande denteado, transverso, oblíquo interno e externo, reto, iliopsoas, glúteos
    - Diafragma: músculo que separa o tórax do abdome e interfere nas funções mecânicas das vísceras abdominais
    - Músculos que participam da respiração: diafragma, intercostais interno e externo e grande denteado
  - ○ Membro inferior
    - Função: manutenção da posição ereta do corpo, participa nos movimentos da coxa, da pelve e do tronco
    - Exemplos: sartório, quadríceps femoral, bíceps femoral, tibial anterior e posterior, fibular, tríceps sural (tendão calcâneo liga o tríceps ao calcâneo)
  - ○ Membro superior
    - Função: participar nos movimentos do braço, do antebraço, da mão e dos dedos
    - Exemplos: deltoide, bíceps, tríceps braquial, braquiorradial, pronador redondo.

Exercícios

A) Nomeie as estruturas numeradas nas figuras:

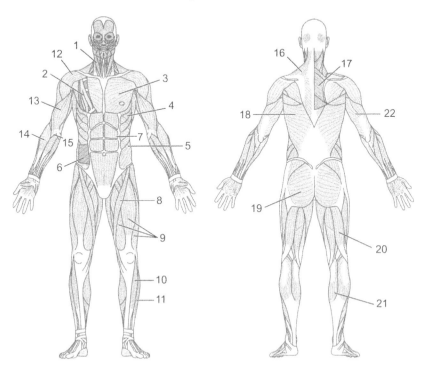

B) Pesquise sobre:
- A razão de o músculo ser de cor vermelha.
- A "rigidez cadavérica" no morto.

Capítulo 10

Sistema Sanguíneo

Introdução

Em um adulto de 60 a 70 quilos, o volume sanguíneo varia de 4,8 a 5,4 ℓ, sendo que 44% desse volume correspondem à parte sólida (leucócitos, eritrócitos e plaquetas) e o restante à parte líquida denominada plasma. A parte sólida encontra-se suspensa no plasma sanguíneo.

A cor do sangue é vermelho-brilhante devido à presença da hemoglobina e do oxigênio; a baixa concentração de oxigênio faz com que o sangue se apresente vermelho-escuro. Outra característica do sangue é quanto a sua viscosidade: apresenta-se três a cinco vezes mais espesso que a água.

O sangue é responsável pela manutenção do equilíbrio da temperatura corporal, hidreletrolítico e acidobásico, mantendo constante um pH fracamente alcalino (7,35 a 7,45) a fim de neutralizar os ácidos derivados do metabolismo celular. Ao distribuir e eliminar uniformemente o líquido corporal, contribui no processo do equilíbrio hidreletrolítico.

Outra função do sangue é servir de meio de transporte a substâncias como os hormônios e os nutrientes provenientes da digestão, ao oxigênio captado nos pulmões, levando-o para as células, e ao dióxido de carbono obtido nos tecidos, encaminhando-o para os pulmões. Também transporta todas as excretas do metabolismo celular para os vários locais de eliminação.

A terceira função é quanto à defesa do organismo contra agentes patogênicos ou substâncias estranhas, bem como contra a perda sanguínea excessiva.

Parte sólida

Eritrócitos

Os eritrócitos, também denominados de glóbulos vermelhos ou hemácias, apresentam no seu interior um pigmento chamado hemoglobina (Hb), que dá a cor vermelha ao sangue. A Hb é formada pela proteína globina e pelos átomos de ferro que formam o pigmento sanguíneo heme, responsável pela cor vermelha do sangue.

Na inspiração, o oxigênio dos alvéolos pulmonares se liga à Hb, sendo transportado na corrente sanguínea como oxi-hemoglobina. No metabolismo celular que ocorre nos tecidos, o oxigênio necessário ao processo dissocia-se da Hb, passa à parte líquida do sangue (plasma) e segue para tecidos e células. O gás carbônico (ou dióxido de carbono), produto resultante do metabolismo celular, é transportado pela hemoglobina da célula para os pulmões. Esses mecanismos de transporte dos gases ocorrem por meio da difusão (ver Capítulo 3).

Os eritrócitos formam-se e amadurecem na medula óssea, têm vida média de 120 dias, após o que são retirados do sangue pelo sistema tecidual macrofágico do fígado e do baço. Além de destruir, o baço também é um armazenador de eritrócitos, liberando-os para a corrente sanguínea sempre que necessário. Para a formação da hemoglobina, são necessários ferro, vitamina B_{12}, ácido fólico e proteína.

O ferro e a proteína são reaproveitados pelo organismo, e o restante da molécula de hemoglobina formará a bilirrubina, que é um pigmento existente na bile.

Na regulação da produção dos eritrócitos, o hormônio eritropoetina desempenha um papel fundamental. Quando ocorre diminuição da oxigenação nos tecidos devido à diminuição da hemoglobina, os rins (e o fígado em menor proporção, ao redor de 10%) secretam a eritropoetina. Esse hormônio é transportado pelo sangue para a medula óssea, que é estimulada a produzir e liberar eritrócitos para o sangue; conforme os níveis de oxigênio nos tecidos são normalizados, os rins diminuem a produção hormonal, e a medula óssea baixa a produção de eritrócitos.

Os valores de referência desses elementos sanguíneos e dos demais apresentados neste capítulo variam de acordo com o método laboratorial empregado. São eles:

- Eritrócito: 4 a 5,4 milhões/mℓ de sangue
- Hb: 12 a 16 g/100 mℓ de sangue
- Hematócrito (% de eritrócitos no sangue): 36 a 48%.

Leucócitos

Os leucócitos, também denominados glóbulos brancos, são responsáveis pelos mecanismos de defesa do organismo. Diante de uma agressão microbiana ou na presença de substâncias estranhas, os leucócitos abandonam as vias circulatórias e migram para os tecidos invadidos, englobando as células invasoras. Dessa forma, aparece no local um material denominado pus, que é uma coleção de leucócitos mortos, tecido necrosado e células invasoras destruídas.

O seu valor de referência varia de 4.000 a 10.000/mℓ de sangue.

Existem dois tipos de leucócitos: granulócitos, com granulações no seu interior, e agranulócitos, sem granulações.

Os granulócitos são compostos por 55 a 70% de neutrófilos, 1 a 5% de eosinófilos e 0 a 1% de basófilos. Formam-se na medula óssea e são destruídos e eliminados pelo baço, fígado, muco brônquico, pelas secreções glandulares e por autodestruição. Sua função é defender o organismo na fase aguda do processo infeccioso e inflamatório.

Os neutrófilos são os granulócitos mais comuns; movem-se rapidamente para o local de infecção, englobando e digerindo os microrganismos (processo de fagocitose). Os eosinófilos participam da defesa do corpo nos processos alérgicos e parasitários. Já os basófilos liberam a histamina (substância antialérgica) na ocorrência de processos inflamatórios, bem como liberam a heparina (substância anticoagulante) para reduzir a formação de coágulos sanguíneos.

Os leucócitos agranulócitos compreendem os linfócitos e os monócitos ou macrófagos, são produzidos na medula óssea, tecido linfoide do baço, dos linfonodos e do timo.

Os monócitos correspondem a 4 a 8% dos leucócitos, têm vida média que varia de semanas a meses e, apesar de menos numerosos que os neutrófilos, apresentam capacidade maior de destruição por fagocitose. Os monócitos móveis percorrem o corpo, sendo mais abundantes nas membranas mucosas e na pele, à procura de substâncias estranhas e microrganismos, destruindo-os. Os monócitos fixos encontram-se no sistema tecidual macrofágico do fígado, do baço, dos linfonodos ou da medula óssea. Quando o sangue e a linfa passam por esses órgãos, os monócitos removem da circulação os eritrócitos desgastados, os microrganismos e as substâncias estranhas.

Os linfócitos correspondem a 25 a 38% dos leucócitos e localizam-se em maior quantidade nos órgãos linfáticos; apenas uma pequena quantidade circula pelo corpo. Sua vida média varia de acordo com as necessidades, oscilando de semanas até 1 ano. Entram em ação lentamente nas inflamações crônicas, são importantes nas reações de defesa contra proteínas estranhas (p. ex., reações nos transplantes) e participam do sistema imunológico.

Os linfócitos do *grupo B* são responsáveis pela formação de anticorpos, substâncias de defesa que reagem somente contra um antígeno específico; os do grupo *T exterminadores* reconhecem e destroem as substâncias estranhas como os vírus; enquanto os *T auxiliares* comandam o sistema imunológico porque, após receberem informações dos macrófagos sobre a presença de células estranhas, estimulam os linfócitos B e T exterminadores a destruírem as células invasoras.

Plaquetas

Plaquetas ou trombócitos são células que participam do processo da coagulação, formam-se na medula óssea e têm uma vida média de 4 a 10 dias.

O valor normal de plaquetas é de 150.000 a 400.000 por mℓ de sangue.

Parte líquida

O plasma sanguíneo corresponde a 56% do volume do sangue e quando ele se apresenta sem um dos fatores da coagulação, o fibrinogênio, passa a denominar-se soro.

Sua composição química é complexa, mas pode-se dizer que contém água, sais inorgânicos e orgânicos, proteínas, pigmentos e numerosas enzimas.

A água corresponde a 90% da composição do plasma e o seu teor constante no sangue é de importância vital. Os sais minerais e a água regulam a pressão osmótica, que é a força que pressiona a passagem da água por meio de uma membrana de um local menos concentrado de um elemento químico para o mais concentrado. Alguns desses sais são o cloreto, o sódio, o potássio, o cálcio e o magnésio.

A proteína ingerida na alimentação sofre diversas modificações no sistema digestório, transformando-se de proteína estranha ao organismo em proteína específica do organismo, tais como a albumina, gamaglobulina, fibrinogênio e protrombina. As proteínas mantêm uma reação neutra uniforme e conferem ao plasma certa viscosidade.

A albumina transporta medicamentos, bilirrubina, ácido biliar etc.; além disso, mantém uma pressão oncótica (semelhante à pressão osmótica) uniforme no plasma, propiciando a troca de água entre o sangue e os tecidos.

A gamaglobulina corresponde a uma parcela de proteína menor que a albumina, sendo a alfa e a betaglobulina transportadoras de ferro e outros metais, hormônios, vitaminas e lipídios. A gamaglobulina participa também nos processos de defesa do organismo.

Outros tipos de proteína são o fibrinogênio e a protrombina que participam no processo da coagulação.

Coagulação sanguínea

É um mecanismo de defesa natural do organismo contra o extravasamento de sangue por meio de uma lesão do vaso sanguíneo. Para ocorrer a coagulação, é necessária a formação da fibrina a partir do fibrinogênio.

Consideram-se fatores da coagulação os elementos que se encontram inativos nas plaquetas, no plasma e nos tecidos e participam na formação da fibrina. Os 12 fatores da coagulação são citados a seguir.

- I. Fibrinogênio
- II. Protrombina (formada no fígado sob ação da vitamina K)
- III. Ativador da protrombina (PTA)
- IV. Cálcio
- V, VII, VIII, IX, X, XI, XII e XIII.

É importante destacar que o fator VI não é mais considerado um fator da coagulação, mas sim, uma forma ativada do fator V; e o fator VIII é ausente nos hemofílicos.

A partir do momento que ocorre lesão de um tecido com sangramento, o vaso sanguíneo se contrai (vasoconstrição), e as plaquetas se aglomeram no local lesado formando um tampão de plaquetas. As células dos tecidos lesados e as plaquetas sofrem a ação dos fatores da coagulação e formam o PTA. O PTA e alguns fatores da coagulação atuam sobre a protrombina, transformando-a em uma enzima denominada trombina. Esta, ao atuar sobre o fibrinogênio, transforma-o em fibrina, que é uma rede de filamentos em que serão presos o tampão de plaquetas, eritrócitos e leucócitos; a partir do momento em que é eliminado um líquido amarelo transparente incoagulável (soro), está formado o coágulo para fechar a lesão e impedir o sangramento.

Existem fatores inibidores da coagulação que impedem seu acontecimento, em condições normais, dentro dos vasos sanguíneos. Um deles é a fibrinosina, que provoca a fibrinólise, ou seja, a destruição da fibrina; o outro fator é a heparina formada no fígado, que retarda a formação da trombina e inibe a ação da trombina sobre o fibrinogênio.

Substâncias de defesa

Além dos leucócitos, existem elementos que permitem ao ser humano defender-se de quase todos os tipos de organismos ou toxinas lesivos aos tecidos e órgãos. Entre essas substâncias, destacam-se os anticorpos, imunoglobulinas derivadas das gamaglobulinas, que promovem uma resistência específica contra determinada infecção, ou seja, os anticorpos neutralizam a ação dos antígenos.

Grupos sanguíneos

Os três principais grupos sanguíneos foram descobertos por Landsteiner, que observou um fator chamado aglutinogênio nas hemácias de alguns indivíduos, enquanto outros apresentam no soro uma substância contra esse aglutinogênio denominada aglutinina. Em condições normais, não existem aglutininas dirigidas contra o próprio corpo.

O grupo ABO foi descoberto em 1901. Mediante esse grupo sanguíneo, os indivíduos são classificados em:

- Tipo A: possui nas suas hemácias aglutinogênio A e, no soro, aglutinina anti-B, ou seja, contra o aglutinogênio B
- Tipo B: possui nas suas hemácias aglutinogênio B e, no soro, aglutinina anti-A, ou seja, contra o aglutinogênio A
- tipo AB: possui nas suas hemácias aglutinogênio A e B e não tem aglutinina
- Tipo O: não possui aglutinogênio e tem no soro aglutinina anti-A e anti-B.

Em 1927, foi descoberto o grupo MN, quando se observou que existem indivíduos com um fator aglutinogênio denominado M; os que não possuem esse fator são classificados como N ou MN. Para esse grupo sanguíneo, existe aglutinogênio, mas não há aglutininas.

O terceiro grupo é o Rh. Aproximadamente 85% da população são Rh^+, ou seja, apresentam o aglutinogênio Rh e não têm aglutinina. Os 15% da população restante são Rh^-, ou seja, apresentam aglutininas contra o aglutinogênio Rh.

Os grupos sanguíneos são importantes nos exames de exclusão de paternidade, sendo importante a determinação do grupo MN somente nesses exames.

No exame de tipagem sanguínea, verificam-se os tipos sanguíneos ABO e Rh. A técnica laboratorial preconiza que sejam pingados em lâmina de laboratório 3 gotas de sangue de um indivíduo: em uma delas, coloca-se o soro anti-A, na outra, o anti-B e, na última gota, o anti-Rh. Faz-se a leitura após aguardar o tempo determinado pelo fabricante do soro, e a leitura consiste em observar se há reação de aglutinação (formação de grumos), que é uma reação positiva.

Os resultados da leitura da tipagem sanguínea podem ser verificados nos Quadros 10.1 e 10.2.

Quadro 10.1 Resultado de tipagem sanguínea | Aglutininas.

Tipo sanguíneo	Reação ao soro anti-A	Reação ao soro anti-B
A	Negativo	Positivo
B	Positivo	Negativo
AB	Negativo	Negativo
O	Positivo	Positivo

Quadro 10.2 Resultado de tipagem sanguínea | Fator Rh.

Tipo sanguíneo	Reação ao soro anti-RH
Rh$^+$	Negativo
Rh$^-$	Positivo

Devem-se verificar os grupos sanguíneos ABO e Rh do indivíduo que receberá uma transfusão de sangue, pois as hemácias do receptor não podem encontrar aglutininas do doador contra elas, como também, as aglutininas do doador não podem reagir contra o aglutinogênio do receptor. Devido aos riscos de reações graves, quando há incompatibilidade sanguínea entre o doador e o receptor, recomenda-se respeitar os seguintes princípios:

- O receptor só poderá receber o sangue de doador que pertença ao seu grupo sanguíneo
- O conceito de doador universal para o grupo O e de receptor universal para o grupo AB é incorreto.

O indivíduo Rh$^-$ que receber transfusão de sangue Rh$^+$ pela primeira vez desenvolverá apenas uma reação de sensibilização; contudo, esse indivíduo sensibilizado apresentará reações graves se receber novamente sangue Rh$^+$

Uma criança Rh$^+$, cuja mãe Rh$^-$ já teve seu sangue sensibilizado por gestação anterior com criança Rh$^+$ ou por transfusão sanguínea de sangue Rh$^+$, poderá morrer antes do nascimento ou nascer com eritroblastose fetal (quadro de icterícia).

Capítulo 10 | Sistema Sanguíneo

Resumo

- Funções do sangue
  - Transporte de substâncias
  - Função respiratória e de excreção
  - Manutenção do equilíbrio acidobásico
  - Distribuição e eliminação do líquido corpóreo
  - Transporte e equilíbrio do calor
  - Defesa do organismo.

- Esquema da parte sólida do sangue.

Elemento	Local de formação	Local de destruição	Vida média	Valores de referência	Função
Eritrócitos	Medula óssea	Baço	120 dias	4 a 5,4 milhões/mℓ Hb: 12 a 16 g/100 mℓ Hematócrito: 36 a 48%	Transporte dos gases por meio da Hb
Leucócitos	Medula óssea e tecido linfoide do baço	Autodestruição ou pelas células invasoras, pelo baço, fígado, muco brônquico	–	4.000 a 10000/mℓ	–
Neutrófilo Basófilo Eosinófilo	Linfonodos Timo	–	12 h na circulação	–	Defesa na fase aguda, e o eosinófilo atua nas alergias
Linfócito	–	–	Variável	–	Defesa nas inflamações crônicas e contra proteínas estranhas
Monócito	–	–	Varia de semanas a meses	–	Defesa pelo mecanismo da fagocitose
Plaquetas	Medula óssea	–	4 a 10 dias	150.000 a 400.000/mℓ	Participa na coagulação sanguínea

- Plasma
  - Composição: água, sais minerais, proteínas, enzimas, pigmentos, fibrinogênio
  - Pressão osmótica: a força que pressiona a passagem de água através de uma membrana, de um local menos concentrado de um elemento químico para um mais concentrado
  - Albumina: proteína importante na pressão oncótica (semelhante à pressão osmótica)
  - Globulina: proteína importante como transportadora de substâncias, e a gamaglobulina como substância de defesa
- Esquema da coagulação sanguínea
  - Lesão do tecido com sangramento → aglomeração de plaquetas na parede interna do vaso sanguíneo + contração do vaso sanguíneo → formação do ativador da protrombina (PTA) → transformação da protrombina em trombina → transformação do fibrinogênio em fibrina → coágulo

(continua)

Resumo (*continuação*)

- ○ Grupos sanguíneos: ABO, M e N, Rh
- ○ Em condições normais, não existem aglutininas dirigidas contra o próprio corpo
- ○ Na transfusão sanguínea, as hemácias do doador não podem encontrar aglutininas contra elas
- ○ Devem-se verificar os grupos sanguíneos ABO e Rh do indivíduo que receberá uma transfusão de sangue, pois o receptor só poderá receber o sangue de doador que pertença ao seu grupo sanguíneo. Portanto, o conceito de doador universal para o grupo O e de receptor universal para o grupo AB é incorreto
- ○ O indivíduo que receber sangue incompatível com o seu grupo sanguíneo poderá apresentar uma reação grave, podendo chegar à morte
- ○ O indivíduo Rh^- que receber sangue Rh^+ pela primeira vez desenvolverá apenas uma reação de sensibilização; contudo, esse indivíduo sensibilizado apresentará reações graves se receber novamente sangue Rh^+
- ○ Uma criança Rh^+, cuja mãe Rh^- já teve seu sangue sensibilizado por gestação anterior com criança Rh^+ ou por transfusão sanguínea de sangue Rh^+, poderá morrer antes do nascimento ou nascer com eritroblastose fetal (quadro de icterícia)
- ○ Os grupos sanguíneos são importantes nos exames de exclusão de paternidade, sendo importante a determinação do grupo MN somente nesses exames.

Exercício

A) Pesquise sobre:
- Motivo pelo qual é maior o índice de anemia por deficiência de ferro nas mulheres jovens.
- A genética dos grupos sanguíneos.

Capítulo 11

Sistema Cardíaco

Introdução

No ser humano, a circulação sanguínea é realizada por meio de um sistema fechado de vasos sanguíneos, cujo centro funcional é o coração.

Consideram-se artérias os vasos que saem do coração e se ramificam progressivamente em vasos de calibre menor, originando as arteríolas. As ramificações finais das arteríolas constituem os capilares, que colocam os sistemas arterial e venoso em comunicação. A junção de vários capilares venosos forma a vênula, e a reunião de vênulas dá origem às veias. As veias são vasos que levam o sangue para o coração. Portanto, é errado o conceito de que as artérias são vasos sanguíneos com sangue arterial e as veias, com sangue venoso.

O mediastino situa-se na caixa torácica, no espaço entre os dois pulmões, o esterno, a coluna vertebral e o diafragma. Nesse espaço, situam-se o coração, os vasos sanguíneos e linfáticos, o esôfago, a traqueia, o timo e as fibras nervosas.

Estrutura anatômica

O coração é do tamanho de um punho fechado e localiza-se entre a 2ª e a 5ª costela. Está envolvido por uma membrana chamada pericárdio, e o espaço entre o músculo do coração e o pericárdio denomina-se cavidade pericárdica. Nessa cavidade, há uma pequena quantidade de um líquido aquoso secretado pelas células do pericárdio que evita o atrito entre o pericárdio e o coração.

Três camadas musculares formam a sua estrutura: epicárdio (externa), miocárdio (média, sendo a camada mais espessa) e endocárdio (interna).

Câmaras cardíacas

Divide-se o coração em quatro partes; no lado direito contém sangue venoso e no lado esquerdo, sangue arterial. Na parte superior, localizam-se os átrios e, na inferior, os ventrículos; a função dos átrios é receber o sangue, e a dos ventrículos, bombear o sangue para fora do coração, como pode ser visto na Figura 11.1.

As câmaras cardíacas são:

- Átrio direito (AD): a ele chegam a veia cava superior, a veia cava inferior e a veia coronária, trazendo sangue venoso de todo o organismo, inclusive do músculo cardíaco. Cada veia desemboca em um orifício chamado óstio, onde há uma estrutura que impede o refluxo de sangue do átrio direito para as veias
- Ventrículo direito (VD): é de musculatura mais espessa que a dos átrios, e dela sai a artéria pulmonar com sangue venoso do átrio direito. A artéria tronco pulmonar divide-se em direita e esquerda, indo cada uma, respectivamente, para os pulmões direito e esquerdo
- Átrio esquerdo (AE): é de parede ligeiramente mais resistente que a do AD, e, na sua câmara, desembocam duas veias pulmonares direitas e duas veias pulmonares esquerdas, com sangue arterial. O septo interatrial separa a câmara esquerda da direita
- Ventrículo esquerdo (VE): recebe sangue arterial do átrio esquerdo, e da sua câmara sai a artéria aorta. É a de musculatura mais espessa, e o septo interventricular separa a câmara esquerda da direita.

Valvas cardíacas

A sua função é permitir a saída do sangue em um sentido único, impedindo o seu retorno.

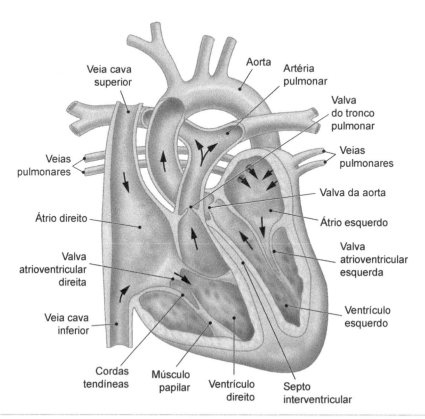

Figura 11.1 Esquema das estruturas cardíacas e o sentido da circulação.

As valvas atrioventriculares (AV) estão localizadas entre os átrios e os ventrículos. São compostas por cúspides (válvulas) presas por meio de delgadas cordas tendíneas aos músculos papilares que se projetam da câmara cardíaca; o conjunto dessas cordas forma a cordoalha tendínea. Denomina-se comissura o ponto de união das cúspides. Entre o átrio direito e o ventrículo direito, há a valva atrioventricular direita, e, entre o átrio esquerdo e o ventrículo esquerdo, existe a valva atrioventricular esquerda ou bicúspide. A valva tricúspide possui três cúspides, e a bicúspide possui duas.

As válvulas semilunares formam a valva do tronco pulmonar, entre o ventrículo direito e a artéria do tronco pulmonar, e a valva da aorta, entre o ventrículo esquerdo e a artéria aorta.

Os sons cardíacos ou as bulhas cardíacas são produzidos por vibrações provocadas pelo fechamento das valvas (Figura 11.2).

Fisiologia cardíaca

Sistema de circulação sanguínea

As duas principais circulações são a circulação pulmonar e a sistêmica.

Na circulação pulmonar, o sangue venoso sai do ventrículo direito pela artéria do tronco pulmonar, que se ramifica em direita e esquerda, indo cada uma delas respectivamente para os pulmões direito e esquerdo. Os capilares arteriais, contendo sangue venoso, envolvem os alvéolos pulmonares; é nesse nível alveolar que ocorre a troca de dióxido de carbono por oxigênio. A junção de vários capilares venosos contendo sangue arterial forma as quatro veias pulmonares, duas de cada pulmão, que desembocam no átrio esquerdo. Portanto, tem como função oxigenar o sangue mediante a troca de dióxido de carbono por oxigênio.

Na circulação sistêmica, o sangue arterial é levado do ventrículo esquerdo para todo o organismo, a fim de abastecer todas as células com oxigênio e nutrientes. É no nível dos capilares que ocorre a troca gasosa e nutritiva entre o sangue e os demais tecidos, cabendo ao capilar arterial ceder nutrientes e oxigênio para as células e ao capilar venoso receber os catabólitos e o dióxido de carbono. Para que isso ocorra, é necessário o equilíbrio entre a pressão de perfusão do capilar arterial e a de reabsorção do capilar venoso. Após receber o dióxido de carbono e as excretas das células do organismo, o sangue retorna ao átrio direito como sangue venoso pelas veias cava superior e inferior. Portanto, tem como função nutrir e oxigenar todas as células do organismo e receber o dióxido de carbono e as excretas das células.

Ciclo cardíaco

Consiste em dois períodos, um de contração do miocárdio para a expulsão do sangue da cavidade (sístole), e outro de relaxamento do miocárdio, que permite o recebimento de nova porção de sangue (diástole).

Durante a diástole atrial, o sangue das veias cavas aflui para o átrio direito, e o sangue das veias pulmonares para o átrio esquerdo. Simultaneamente, as valvas atrioventriculares (mitral e tricúspide) se abrem, permitindo a entrada de sangue nos ventrículos. A sístole atrial ocorre ao final da diástole atrial com a finalidade de esvaziar completamente os átrios. Em seguida, as valvas atrioventriculares se fecham, impedindo o refluxo de sangue dos ventrículos para os átrios.

A sístole ventricular inicia-se após o fechamento dessas valvas e a abertura das valvas da aorta e do tronco pulmonar, o que permite a expulsão do sangue das cavidades ventriculares para as artérias. Após essa etapa, as valvas da aorta e do tronco pulmonar se fecham, impedindo o refluxo de sangue das artérias para os ventrículos. Depois de um curto período de repouso, reinicia-se novamente o ciclo. Portanto, os dois átrios precisam contrair-se ao mesmo tempo para, em seguida, ocorrer a contração simultânea de ambos os ventrículos. Quando os átrios estão em sístole, os ventrículos estão em diástole e vice-versa.

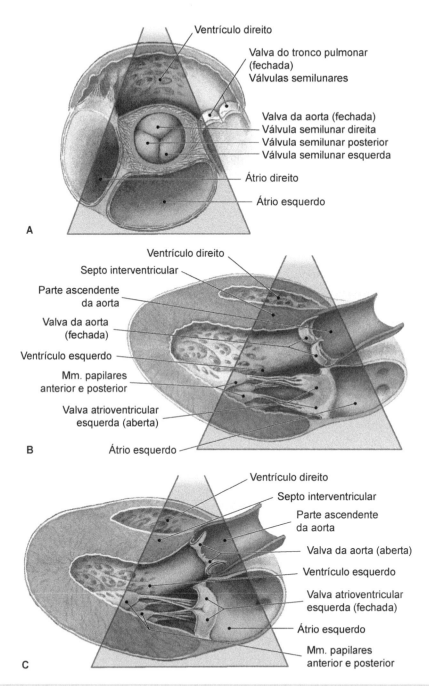

Figura 11.2 Valvas cardíacas. **A.** Corte transversal do coração no nível da valva da aorta com as válvulas semilunares fechadas. **B.** Corte ventral através do ventrículo esquerdo com a valva da aorta fechada e a valva atrioventricular esquerda (mitral) aberta. **C.** Corte ventral através do ventrículo esquerdo com a valva da aorta aberta e a valva atrioventricular esquerda (mitral) fechada. (Adaptada de Wolf-Heidegger. Atlas de Anatomia Humana. 6. ed. v. 2. 2006.)

Controle do coração pelo sistema nervoso

O coração é inervado pelos nervos simpático e parassimpático, que são antagônicos em sua função (ver *Capítulo 5*). Esses dois nervos afetam a função cardíaca, alterando a sua frequência ou a força contrátil do miocárdio.

O simpático acelera a origem e transmissão de estímulos no complexo estimulante do coração, levando a aumento do batimento cardíaco, da força de contração do miocárdio e, consequentemente, da quantidade de sangue expulso pelo coração. O parassimpático é de atuação inversa à do simpático, pois diminui o batimento cardíaco mediante a diminuição da excitabilidade e da transmissão de estímulos.

Automatismo do coração

O coração trabalha automaticamente, sob controle do sistema nervoso, mas o impulso da atividade cardíaca origina-se no coração. Esse complexo estimulante do coração é composto pelo nó sinoatrial (SA), nó atrioventricular (AV), fascículo atrioventricular e ramos subendocárdicos (Figura 11.3).

O nó sinoatrial é o ponto de origem de todos os impulsos cardíacos e situa-se no átrio direito próximo à desembocadura da veia cava superior. Esses impulsos cardíacos gerados no nó sinoatrial são transmitidos diretamente para as fibras musculares dos átrios e para o nó atrioventricular. É considerado o marca-passo natural do coração por controlar a frequência do batimento cardíaco.

O nó atrioventricular situa-se próximo ao septo atrial, recebe os impulsos cardíacos do nó sinoatrial e os transmite com ligeira defasagem para a musculatura ventricular. O fascículo atrioventricular é a continuação do nó atrioventricular, recebe os impulsos desse nó e os transmite pelos ramos direito e esquerdo para os ramos subendocárdicos, que os distribui aos ventrículos.

O controle automático do trabalho cardíaco pode sofrer influências externas, como:

- A elevação da temperatura corporal acelera os processos químicos e, portanto, a febre aumenta a frequência cardíaca
- As alterações de concentração de sódio, potássio e cálcio provocam diminuição da frequência cardíaca, parada cardíaca, diminuição da força de contração do miocárdio
- Excitações psicológicas, como a alegria e a raiva, podem aumentar a frequência cardíaca ou diminuir o batimento cardíaco, nos casos de depressão
- Trabalho corporal físico aumenta a atividade cardíaca.

Trabalho cardíaco

Cada ventrículo de um indivíduo adulto expulsa mais ou menos 70 mℓ de sangue para as artérias em cada batimento cardíaco conhecido como volume sistólico (VS). Se considerarmos que a frequência cardíaca (FC) no adulto é de mais ou menos 70 bpm, poderemos dizer que o débito cardíaco (DC) é de 4.900 mℓ, uma vez que DC = FC × VS = 70 × 70; portanto, DC = 4.900 mℓ.

Um aumento da frequência cardíaca não leva obrigatoriamente a um aumento do débito cardíaco, pois a aceleração da frequência dos batimentos cardíacos leva a uma redução do volume sistólico, em razão de menor capacidade captadora do ventrículo (tempo de diástole).

Para que o coração execute corretamente o seu trabalho, possibilitando que o sangue circule perfeitamente pelo organismo, é necessário que o miocárdio tenha uma determinada força de contração, permitindo ao ventrículo esquerdo expulsar 70 mℓ de sangue a uma pressão de 140 a 170 mmHg e com uma velocidade de 50 cm/segundo.

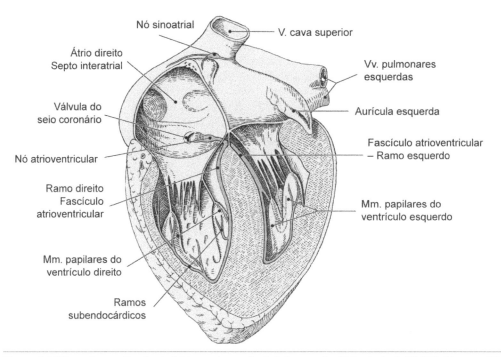

Figura 11.3 Complexo estimulante (sistema de condução) do coração. (Adaptada de Wolf-Heidegger. Atlas de Anatomia Humana. 6. ed. v. 2. 2006.)

Resumo

- Vasos sanguíneos
    - Artéria: vaso que sai do coração
    - Arteríola: ramificação da artéria
    - Capilar arterial: ramificação mais fina de uma artéria, local da troca gasosa e de nutrientes
    - Capilar venoso: ramificação mais fina de uma veia
    - Vênula: continuação do capilar arterial
    - Veia: vaso que chega ao coração
- Mediastino
    - Localizado na caixa torácica, nele se encontram o coração, os vasos sanguíneos, o esôfago, a traqueia, as fibras nervosas
- Camadas musculares do coração
    - Externa: epicárdio
    - Média: miocárdio
    - Interna: endocárdio
    - Pericárdio: membrana que envolve o coração
- Câmaras do coração
    - Átrio direito: recebe o sangue venoso através da veia cava superior, da veia cava inferior e da veia coronária
    - Ventrículo direito: expulsa o sangue venoso para o pulmão através da artéria do tronco pulmonar

(continua)

Resumo (*continuação*)

- ○ Átrio esquerdo: recebe o sangue arterial através das veias pulmonares
- ○ Ventrículo esquerdo: expulsa o sangue arterial para todo o organismo através da artéria aorta
- Valvas cardíacas
  - ○ Estrutura: composta por cúspides (válvulas), cordas tendíneas e músculos papilares. A comissura é o ponto de união das cúspides
  - ○ Atrioventricular direita (tricúspide): permite a passagem do sangue venoso do átrio direito para o ventrículo direito
  - ○ Tronco pulmonar: permite a passagem do sangue venoso do ventrículo direito para a artéria pulmonar
  - ○ Atrioventricular esquerda (mitral): permite a passagem do sangue arterial do átrio esquerdo para o ventrículo esquerdo
  - ○ Aórtica: permite a saída do sangue arterial do ventrículo esquerdo para a artéria aorta
  - ○ Cada ventrículo deve expulsar 70 mℓ de sangue com uma pressão de 140 a 170 mmHg e uma velocidade de 50 cm/segundo
  - ○ Débito cardíaco: frequência cardíaca × volume sistólico
- Sistema da circulação
  - ○ Pulmonar: leva o sangue venoso do ventrículo direito, pela artéria tronco pulmonar, aos pulmões e retorna como sangue arterial, pelas veias pulmonares, ao átrio esquerdo, tendo como função oxigenar o sangue
  - ○ Sistêmica: leva o sangue arterial do ventrículo esquerdo, pela artéria aorta, a todos os tecidos, e retorna como sangue venoso, pelas veias cavas superior e inferior, ao átrio direito
- Ciclo cardíaco
  - ○ Sístole: período de contração para expulsão do sangue
  - ○ Diástole: período de relaxamento para recebimento de nova porção de sangue
- Inervação cardíaca
  - ○ Simpático: acelera o batimento cardíaco e aumenta a força de contração do miocárdio
  - ○ Parassimpático: diminui o batimento cardíaco
- Complexo estimulante do coração
  - ○ Nó sinoatrial: gera o impulso cardíaco
  - ○ Nó atrioventricular: recebe o impulso cardíaco do nó sinoatrial
  - ○ Fascículo atrioventricular: propaga os estímulos aos ventrículos através dos ramos subendocárdicos
- Fatores cardíacos que permitem ao sangue circular pelo organismo
  - ○ O miocárdio deve possuir determinada força de contração
  - ○ Cada ventrículo deve expulsar 70 mℓ de sangue com uma pressão de 140 a 170 mmHg e uma velocidade de 50 cm/segundo
  - ○ Débito cardíaco: frequência cardíaca × volume sistólico.

Exercícios

A) Nomeie as estruturas numeradas na figura:

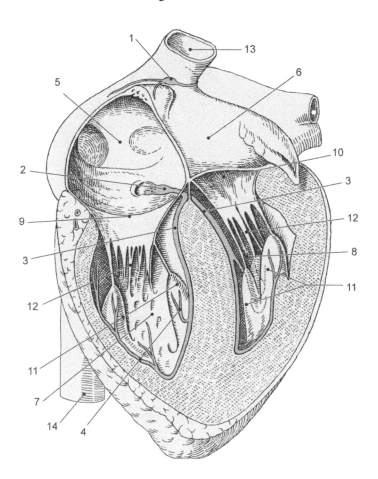

B) Pesquise sobre:
- Aumento da frequência cardíaca após exercícios físicos.
- Semelhanças e diferenças entre o marca-passo natural e o implantado cirurgicamente (artificial).

Capítulo 12

Sistema Vascular

Introdução

Os vasos sanguíneos são tubos fechados que transportam o sangue para todo o organismo e o trazem de volta ao coração. O sistema vascular compreende as artérias, as arteríolas, os capilares, as vênulas e as veias. É no nível dos capilares arteriais que ocorrem a nutrição e a oxigenação dos tecidos, e cabe ao capilar venoso receber os catabólitos e o dióxido de carbono. Para que ocorra esse mecanismo, é necessário um equilíbrio entre a pressão de perfusão do capilar arterial e a de reabsorção do capilar venoso, sendo que, para isso, contribuem as pressões arterial, oncótica e osmótica.

Os vasos sanguíneos, exceto os capilares, são formados por três camadas denominadas íntima ou endotelial (interna), média (média) e adventícia (externa). Os capilares possuem uma estrutura muito simples, composta essencialmente por endotélio.

Os vasos sanguíneos são inervados pelo nervo simpático, que possui ação vasoconstritora (diminui o calibre dos vasos), e pelo nervo parassimpático, que é vasodilatador (aumenta o calibre dos vasos). A ação conjunta desses dois feixes nervosos mantém o diâmetro e a tonicidade dos vasos sanguíneos, que são fatores primordiais na distribuição sanguínea.

Em condições normais, existe uma comunicação (anastomose) entre os ramos de artérias ou de veias (Figura 12.1), mas com pouca passagem de sangue. Quando ocorrem deficiências ou obstruções do vaso principal, o sangue passa a circular ativamente por essas anastomoses a fim de favorecer a distribuição sanguínea e derivar o trânsito sanguíneo por essa circulação colateral.

Artérias

Como as artérias participam ativamente da circulação sanguínea, suas paredes devem possuir certa flexibilidade elástica, pois transportam e propagam o sangue para todo o organismo.

Do ventrículo esquerdo, sai a artéria aorta, cujas ramificações originarão, direta ou indiretamente, todas as artérias da circulação sistêmica. As partes da aorta são: ascendente, arco da aorta e descendente.

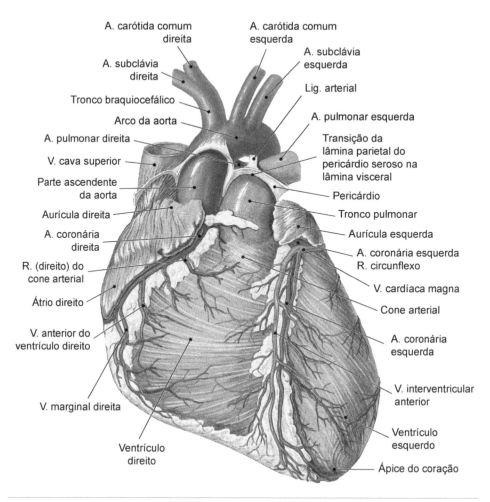

Figura 12.1 Artérias e veias do coração. (Adaptada de Wolf-Heidegger. Atlas de Anatomia Humana. 6. ed. v. 2. 2006.)

Parte ascendente da aorta

Origina-se perto da valva da aorta e termina no arco da aorta. Nessa parte, a artéria é denominada aorta ascendente e seus ramos são as artérias coronárias direita e esquerda.

Apesar de o sangue fluir constantemente nas câmaras do coração, ele não supre as necessidades do músculo cardíaco; são as artérias coronárias que irrigam o miocárdio.

A artéria coronária direita divide-se em artérias do nó atrioventricular, marginal direita e interventricular posterior. Irriga o nó sinoatrial, o átrio direito, o ventrículo direito e o nó atrioventricular.

A artéria coronária esquerda dá origem às artérias circunflexa, marginal esquerda e interventricular anterior. Irriga o ventrículo esquerdo, parte do ventrículo direito e o septo interventricular.

Arco da aorta

Situa-se entre as pastes ascendente e descendente da aorta e dá origem a três grandes ramos arteriais:

- Tronco braquiocefálico: bifurca-se em carótida comum direita (irriga o lado direito do pescoço e da cabeça) e subclávia direita (irriga o membro superior direito). Da subclávia sai a artéria vertebral direita
- Carótida comum esquerda: irriga o lado esquerdo do pescoço e da cabeça. No nível da mandíbula, cada artéria carótida divide-se em carótida externa (irriga as áreas superficiais do couro cabeludo, face e pescoço) e interna (fornece a maior parte do sangue do encéfalo)
- Subclávia esquerda: irriga o membro superior esquerdo e origina a artéria vertebral esquerda para irrigar o lado esquerdo da cabeça.

As artérias vertebrais direita e esquerda irrigam o encéfalo e, ao penetrar no crânio, unem-se para formar a artéria basilar. A artéria basilar possui ramos que se comunicam, por anastomose, com os ramos das carótidas internas, e essa anastomose forma um círculo na base do crânio chamado círculo arterial do cérebro.

De cada artéria subclávia originam as artérias mamárias direita e esquerda, que irrigam o tórax. A continuação da artéria subclávia é a axilar, e no braço passa a chamar-se braquial; na altura do cotovelo, essa artéria se bifurca em radial e ulnar.

Parte descendente da aorta

A parte descendente da aorta está localizada entre o arco da aorta e o diafragma.

A artéria torácica é um importante ramo da aorta porque junto com outros ramos irriga as paredes e o conteúdo da cavidade torácica. Os músculos intercostais são irrigados pelas artérias intercostais.

Da aorta abdominal, originam-se as artérias (Figura 12.2):

- Tronco celíaco: ramifica-se em gástrica (irriga o estômago e o esôfago), hepática (irriga o fígado, vesícula biliar, pâncreas e parte do estômago) e esplênica (irriga o baço e parte do estômago)

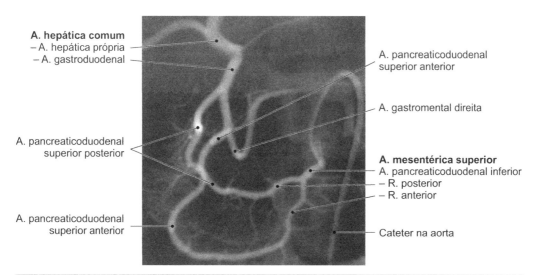

Figura 12.2 Grandes artérias do abdome – radiografia. (Adaptada de Wolf-Heidegger. Atlas de Anatomia Humana. 6. ed. v. 2. 2006.) Outros ramos da aorta abdominal são as artérias ováricas (e as testicular no sexo masculino) e as artérias lombares.

- Mesentérica superior: irriga o intestino delgado e parte do intestino grosso
- Mesentérica inferior: irriga o intestino grosso a partir do colo transverso
- Renais direita e esquerda: irrigam o rim correspondente.

Na parte terminal da aorta abdominal, ela se divide em ilíacas comuns direita e esquerda, que irrigam o peritônio. Cada ilíaca comum se divide em ilíacas interna e externa que irrigam as paredes e o conteúdo da cavidade pélvica.

Na altura da região inguinal, as artérias ilíacas comuns direita e esquerda passam a se chamar femoral e irrigam a coxa correspondente. Na altura do joelho, passa a se chamar poplítea, que se divide em tibial anterior e posterior, que originarão as artérias que irrigarão o pé. A artéria tibial anterior passa a se chamar artéria dorsal do pé.

A Figura 12.3 mostra a disposição das artérias pelo corpo humano.

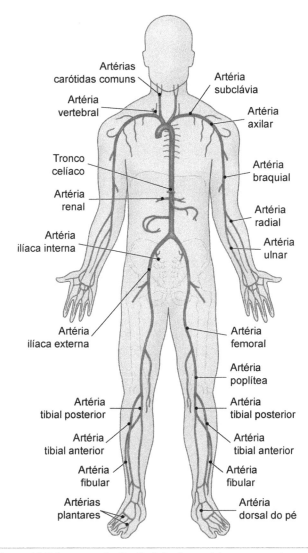

Figura 12.3 Esquema da distribuição das artérias no corpo humano.

Veias

As veias são vasos que aumentam gradativamente de calibre em direção ao coração e apresentam válvulas no seu interior para evitar o refluxo sanguíneo. De acordo com a sua localização, agrupam-se em veias superficiais e profundas, comunicando-se por meio de veias perfurantes ou comunicantes (Figura 12.4).

Normalmente, a veia recebe o mesmo nome da artéria que se localiza próximo a ela.

O sangue venoso é transportado ao átrio direito graças a alguns fatores facilitadores, como a pressão residual do capilar venoso, a ação conjunta da musculatura da perna e das válvulas que existem dentro das veias e o acoplamento arteriovenoso, uma vez que o retorno venoso é auxiliado pela pressão exercida nas paredes das veias pelos batimentos das artérias situadas muito próximas às veias. Também auxiliam no retorno venoso a aspiração torácica no momento da inspiração (por causa da diminuição da pressão intratorácica), que promove a "aspiração" sanguínea; e a esponja plantar, que facilita o retorno venoso durante a deambulação, em razão do "massageamento" da sola venosa plantar que impulsiona o sangue para cima.

Agindo de maneira contrária a esses fatores que facilitam o retorno venoso, existem outros que o dificultarão: o efeito da gravidade, pois grande parte da circulação venosa corre contra o efeito da gravidade; a pressão intra-abdominal proporcionada pelas vísceras, pelos tumores e pela gravidez; e a viscosidade do sangue, pois, quanto mais viscoso o sangue, maior a dificuldade para a circulação venosa.

As principais veias do corpo humano são a veia cava superior, a veia cava inferior, a veia porta e veias cardíacas.

Veia cava superior

A veia cava superior recebe sangue venoso dos membros superiores, da cabeça e do pescoço (pelas veias jugulares interna e externa) e do tórax (pela veia ázigo).

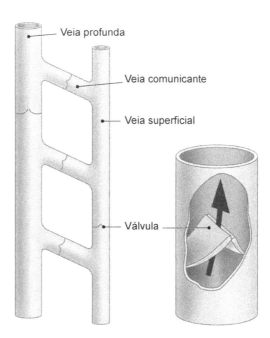

Figura 12.4 Veias comunicantes e válvulas venosas da perna.

No membro superior direito, as veias basílica, intermédia do cotovelo e cefálica unem-se à veia braquial e formam a veia subclávia. Esta se une à veia jugular para originar a veia braquiocefálica direita; o mesmo processo ocorre no lado esquerdo.

A veia cava superior é formada após a união da veia braquiocefálica direita com a veia braquiocefálica esquerda. Antes de desembocar no átrio direito, a veia cava superior recebe o sangue da veia ázigo.

Veia cava inferior

A veia cava inferior recebe sangue venoso dos membros inferiores, das regiões pélvica e abdominal.

Nos membros inferiores, existe a veia safena magna, que é a veia mais longa do corpo, pois começa no pé e termina ao se unir à veia femoral na altura da coxa. As veias superficiais drenam o sangue venoso para as veias safena magna e femoral por meio das veias comunicantes; na altura da região pélvica, a veia femoral continua como veia ilíaca externa.

A reunião da veia ilíaca interna, trazendo sangue venoso da região pélvica, com a ilíaca externa forma a veia ilíaca comum; a união das veias ilíacas comuns direita e esquerda origina a veia cava inferior que, antes de desembocar no átrio direito, recebe o sangue venoso das veias renais e hepáticas.

Veia porta

O sistema venoso hepático é constituído pela veia porta, que penetra no fígado trazendo sangue venoso do estômago e do esôfago (através da veia gástrica), do baço (por meio da veia esplênica) e dos intestinos delgado e grosso (por meio das veias mesentéricas superior e inferior, cujo sangue contém, entre outros elementos, os nutrientes absorvidos na mucosa intestinal).

Da veia porta, sai um dos ramos da veia ázigo, que recebe parte do sangue venoso do esôfago e, no final, desemboca na veia cava superior.

A veia porta, ao penetrar no fígado, ramifica-se em capilares venosos (Figura 12.5), participando na formação dos sinusoides hepáticos; dessa rede originam-se as veias hepáticas.

Veias cardíacas

As veias cardíacas levam o sangue venoso da musculatura cardíaca para o átrio direito; existem algumas veias muito pequenas que se originam na parede do coração e lançam o sangue venoso diretamente no interior das câmaras cardíacas, principalmente nos átrios.

Figura 12.6 mostra a disposição das veias pelo corpo humano.

Capilares

É no nível dos capilares que se efetuam as trocas gasosas e nutritivas entre o sangue e os demais tecidos. Os nutrientes e o oxigênio devem, continuamente, passar do interior dos capilares arteriais para os espaços teciduais, enquanto o dióxido de carbono e a água com os resíduos dissolvidos se movem do líquido intersticial para dentro dos capilares venosos.

Para que isso ocorra, é necessário o equilíbrio entre a pressão de perfusão do capilar arterial e a de reabsorção do capilar venoso. Os fatores que influenciam esse equilíbrio são as paredes finas dos capilares, o fluxo do sangue, a pressão exercida pelos elementos químicos e pela proteína.

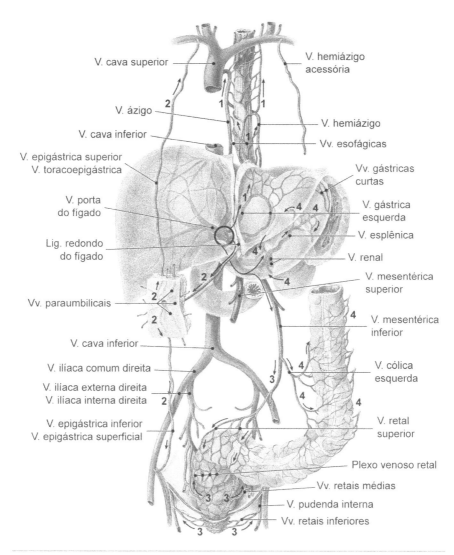

Figura 12.5 Veia porta do fígado e anastomoses porto-cavas: (**1**) anastomoses, por intermédio da veia gástrica esquerda e das veias esofágicas, com a veia cava superior (**2**, **3** e **4**). (Adaptada de Wolf-Heidegger. Atlas de Anatomia Humana. 6. ed. v. 2. 2006.)

Sistema linfático

Considera-se o sistema vascular linfático como um anexo do sistema venoso, porque drena a linfa dos espaços intercelulares para a corrente venosa por intermédio de seus vasos linfáticos.

O sistema linfático tem como função ser uma via acessória que faz o líquido intersticial fluir para o sangue e, assim, evita a disseminação de bactérias, vírus e células cancerígenas. Outra função sua é transportar substâncias dos espaços intercelulares que não podem ser removidas pelos capilares sanguíneos, como, por exemplo, as proteínas e outras partículas grandes.

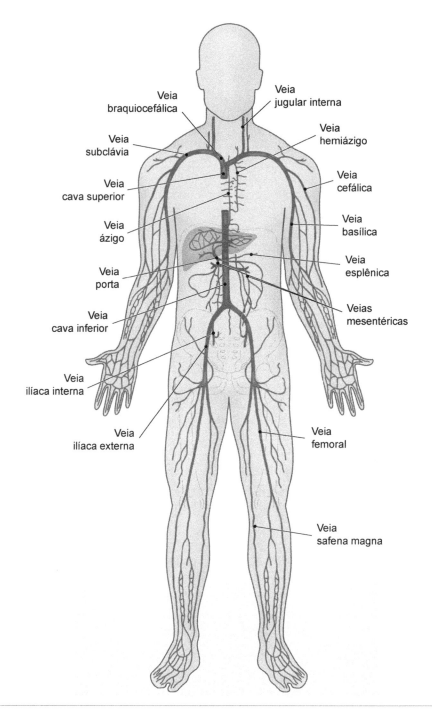

Figura 12.6 Esquema da distribuição das veias no corpo humano.

Esse sistema é composto pela linfa, pelo sistema vascular linfático e pelos órgãos linfáticos.

O líquido nutriente, ao atravessar as paredes dos capilares arteriais, estabelece trocas de substâncias com as células. Parte desse líquido intercelular permanece embebendo os tecidos, como linfa tecidual ou intersticial; a outra parte ou é drenada pelos capilares venosos ou é transportada como linfa propriamente dita pelos capilares linfáticos. A linfa proveniente dos vasos linfáticos intestinais possui alto teor de gordura, o que provoca o seu aspecto leitoso.

O sistema vascular linfático compreende a rede de capilares linfáticos e os vasos linfáticos. A rede de capilares linfáticos é constituída por vasos semelhantes aos capilares sanguíneos, iniciando-se em fundo cego, pois drena a linfa dos espaços intercelulares.

Os vasos linfáticos originam-se da reunião de vários capilares linfáticos e, conforme recebem outros vasos linfáticos, aumentam de calibre e diminuem de número até formarem dois coletores principais:

- Ducto torácico: é o principal coletor da linfa, recebendo a linfa da região abaixo do diafragma, da metade esquerda da cabeça, pescoço e tórax e do membro superior esquerdo. Desemboca na confluência das veias subclávia esquerda e jugular esquerda
- Ducto linfático direito: recebe a linfa do lado direito da cabeça, pescoço e tórax e do membro superior direito. Desemboca na confluência das veias subclávia direita e jugular direita.

Os órgãos linfáticos compreendem os linfonodos, as tonsilas, o timo e o baço.

Os linfonodos (conhecidos como gânglios) são formados pelo tecido linfoide, no qual os vasos linfáticos penetram e saem em menor número. São importantes barreiras contra os processos infecciosos, podendo ser encontrados esparsadamente ou em grupos, destacando-se os cervicais, axilares, inguinais e mesentéricos.

As amígdalas ou tonsilas palatinas são estruturas de proteção do organismo contra a invasão de microrganismos do nariz e da boca. A adenoide ou tonsila faríngea sofre involução fisiológica (perde a sua função) durante e após a puberdade e localiza-se na parte nasal da faringe. As outras tonsilas são a tubária, situada na mucosa posterior à abertura da tuba auditiva, e a lingual localizada na base da língua.

O timo localiza-se abaixo da tireoide e está relacionado com a produção e a maturação de linfócitos T. Após a puberdade, o timo diminui de tamanho e perde a sua função.

Baço

Considerado como um anexo do sistema circulatório e como um dos órgãos linfáticos, o baço localiza-se na parte superior esquerda do abdome e tem duas funções básicas:

- Com relação aos glóbulos vermelhos: destruir os glóbulos vermelhos velhos, armazenar o ferro liberado pela destruição da hemoglobina, que é reutilizada na formação de novos eritrócitos, e armazenar eritrócitos para liberá-los em condições especiais, tais como no exercício físico
- Com relação à defesa do corpo: formar linfócitos, sintetizar substâncias de defesa e incorporar e destruir as bactérias, resíduos de células etc.

Resumo

- Vasos sanguíneos
  - Artéria: leva o sangue para fora do coração
  - Veia: traz o sangue para o coração
  - Capilares: local de troca entre o sangue e as células, oxigênio por dióxido de carbono e nutrientes por resíduos celulares
- Camadas dos vasos
  - Íntima ou endotelial: interna
  - Média: média
  - Adventícia: externa
- Inervação
  - Simpático: vasoconstritor
  - Parassimpático: vasodilatador
- Anastomose
  - Comunicação entre ramos de artérias ou veias entre si
- Artérias
  - Coronárias: irriga o músculo cardíaco
  - Arco da aorta
    - Tronco braquiocefálico: carótida comum direita (irriga cabeça e pescoço) e subclávia direita (irriga membro superior direito)
    - Carótida esquerda: irriga pescoço e cabeça
    - Subclávia esquerda: irriga membro superior esquerdo
    - Subclávia, axilar, braquial, radial e ulnar são ramificações nos membros superiores
  - Aorta abdominal
    - Tronco celíaco: gástrica (irriga estômago e esôfago), hepática (irriga fígado, vesícula, pâncreas e estômago), esplênica (irriga baço e estômago)
    - Mesentérica superior e inferior: irriga o intestino
    - Renais direita e esquerda: irrigam os rins
  - Femoral, poplítea, tibial anterior e posterior e dorsal do pé são ramificações nos membros inferiores
- Veias
  - Fatores que facilitam o retorno venoso: pressão residual do capilar venoso, respiração torácica, ação muscular e valvular, acoplamento arteriovenoso, esponja plantar
  - Fatores que dificultam o retorno venoso: efeito da gravidade, pressão intra-abdominal e viscosidade sanguínea
  - Veia cava superior: da junção da subclávia (intermédia do cotovelo + cefálica + basílica + braquial) com a jugular resulta a braquiocefálica; da junção das duas braquiocefálicas origina-se a veia cava superior. Antes de desembocar no átrio direito, recebe sangue venoso da veia ázigo. Recebe sangue dos membros superiores, cabeça, pescoço, parede e órgãos do tórax
  - Veia cava inferior: a femoral e a safena (dos membros inferiores) formam as ilíacas, que originam a veia cava inferior; esta recebe sangue das veias renais e hepáticas
  - Veia porta: formada pelas veias gástrica (do estômago e esôfago), esplênica (do baço) e mesentéricas (do intestino)
  - Veias cardíacas: transportam o sangue do músculo cardíaco
- Capilares
  - Local da troca de nutrientes e oxigênio por dióxido de carbono e catabólitos
- Sistema linfático
  - Função: transporte de líquido intersticial e barreira à disseminação de substâncias estranhas
  - Linfa: líquido transportado pelos vasos linfáticos, rico em leucócitos
  - Vasos linfáticos: ducto torácico e ducto linfático direito
  - Órgãos linfáticos: tecido linfoide com função de defesa. O baço destrói e armazena eritrócitos, sintetiza substâncias de defesa.

Exercícios

A) Nomeie as estruturas numeradas na figura:

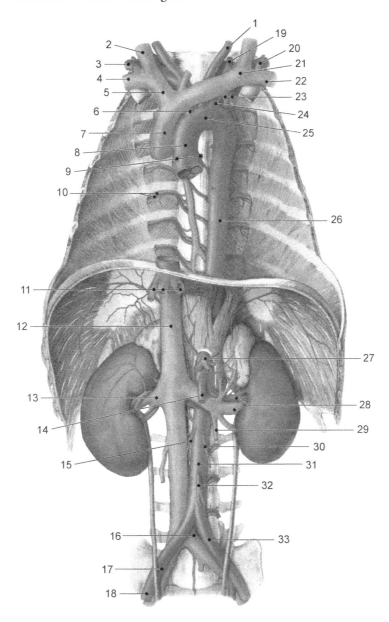

B) Pesquise sobre:
- Mito ou verdade sobre o sangue de cor azul.
- Técnicas cirúrgicas vasculares de anastomose e ponte (*bypass*).

Capítulo 13

Sistema Respiratório

Introdução

O sistema respiratório é constituído pelos dois pulmões e pelas vias respiratórias (nariz, faringe, laringe, traqueia e brônquios). As vias respiratórias têm por função conduzir o ar do meio ambiente para os pulmões, e vice-versa, como também filtrar, pré-aquecer e umedecer o ar inspirado.

Estrutura anatômica

Cavidade nasal e faringe

A cavidade nasal é a entrada das vias respiratórias, sendo dividida pelo septo nasal em cavidade nasal direita e cavidade nasal esquerda. O septo nasal é constituído por dois ossos (etmoide e vômer) e uma cartilagem (cartilagem septal).

A cavidade nasal entra em contato com os seios paranasais dos ossos maxilar, frontal, etmoidal e esfenoidal por meio de pequenos orifícios; e com os olhos por meio do ducto nasolacrimal.

Na respiração, a mucosa nasal desempenha quatro funções essenciais: reter as substâncias, secretar o muco, manter a umidade natural da cavidade nasal e pré-aquecer o ar inspirado quando ele está mais frio. O ar inspirado passa das cavidades nasais para a faringe através das cóanas, estrutura em forma de amplo orifício oval situada na parte posterior da cavidade nasal.

A faringe é um conduto que pertence à via respiratória e ao sistema digestório, sendo dividida em três partes: nasofaringe (superior), orofaringe (média) e laringofaringe (inferior). Apresenta 2 orifícios, direito e esquerdo, que fazem a comunicação com as orelhas médias direita e esquerda, o que possibilita o equilíbrio das pressões entre essas duas cavidades.

É também considerado um órgão de defesa do organismo, com grupos de células linfáticas (p. ex., amígdalas) que defendem o organismo contra agentes patogênicos e suas toxinas.

Laringe e traqueia

A laringe é uma abertura cartilaginosa, constituída por quatro tipos de cartilagem, destacando-se a tireóidea, que no homem forma uma protuberância conhecida como "pomo de Adão", e a epiglote, cuja função é abaixar-se sobre a laringe no momento da deglutição e levantar-se no momento da respiração ou da fala.

Na laringe, situam-se as cordas vocais (pregas vocais), que são duas dobras longitudinais que se projetam para o lúmen da laringe; a fenda entre as cordas vocais é chamada de glote.

As funções da laringe são impedir a penetração de corpos estranhos pela ação da epiglote, reter as partículas das substâncias estranhas por meio do muco secretado por sua mucosa, umedecer e aquecer o ar.

A laringe também é responsável pela fonação, que ocorre por meio da vibração das cordas vocais e da atuação dos músculos da laringe. A alteração da voz nos adolescentes do sexo masculino ocorre por influência do hormônio testosterona, que provoca alongamento e espessamento das cordas vocais, tornando a voz mais grave.

Em seguida, encontra-se a traqueia, que mede mais ou menos 12 cm de comprimento no adulto e é formada por anéis cartilaginosos, glândulas secretoras de muco e células epiteliais ciliadas. Apresenta mobilidade elástica, fator importante na eliminação do muco pelo mecanismo da tosse.

A traqueia permite que o ar chegue até aos alvéolos pulmonares uniformemente úmido, aquecido e isento de corpos estranhos.

Brônquios e pulmões

Na porção final da traqueia, ocorre uma bifurcação originando os brônquios direito e esquerdo (Figuras 13.1 e 13.2), que penetram nos respectivos pulmões por meio do hilo pulmonar, que é também o local de entrada ou de saída dos vasos e dos nervos pulmonares.

Os brônquios, ao penetrarem os pulmões, subdividem-se em ramos cada vez mais finos (bronquíolos), originando a árvore brônquica (Figura 13.3), com os bronquíolos terminando no alvéolo pulmonar.

Quando corpos estranhos são acidentalmente inspirados, é mais frequente esses objetos se alojarem no brônquio direito, porque ele é mais curto, mais calibroso e de trajeto mais vertical do que o brônquio esquerdo.

O pulmão direito é separado do esquerdo por meio de um espaço denominado mediastino, e a base pulmonar se apoia no diafragma. O tecido pulmonar é formado basicamente pela árvore brônquica e pelos milhões de alvéolos.

O pulmão direito é maior que o esquerdo e divide-se em três lobos (superior, médio e inferior), enquanto o esquerdo apresenta apenas dois lobos (superior e inferior). Cada lobo é formado pela reunião de lóbulos ou segmentos.

Cada pulmão é recoberto por uma dupla membrana denominada pleura. A pleura parietal forra as paredes do tórax do lado correspondente, e a pleura visceral ou pulmonar recobre o pulmão.

Entre as duas pleuras está a cavidade pleural, que contém pouquíssima quantidade de líquido claro, suficiente para permitir o deslizamento sem atrito dos pulmões sobre a parede torácica. Nessa cavidade pleural, não deve existir ar ou outro líquido, para não interferir na pressão negativa, que é um fator importante na mecânica respiratória.

A Figura 13.4 mostra o pulmão e as estruturas que compõem o tórax.

Fisiologia da respiração

A respiração consiste nos movimentos alternados de contração e descontração do tórax para a entrada e a saída do ar dos pulmões (movimentos de inspiração e expiração).

Na inspiração, deverá ocorrer a dilatação da cavidade torácica, obtida pelas costelas, que se erguem, e pelo diafragma, que se contrai. No momento da expiração, a caixa torácica diminui de tamanho em razão do abaixamento das costelas e do relaxamento do diafragma.

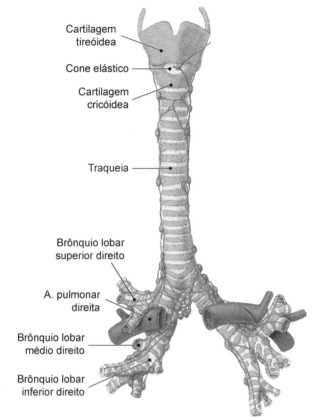

Figura 13.1 Traqueia e brônquios. (Adaptada de Wolf-Heidegger. Atlas de Anatomia Humana. 6. ed. v. 2. 2006.)

Para ocorrer o movimento respiratório (inspiração e expiração), são necessários a ação de contração e o relaxamento dos músculos do tórax, a pressão negativa na cavidade pleural (pressão intrapleural), a ação do diafragma e o estímulo nervoso.

O processo da respiração ocorre sob o comando do centro respiratório localizado no bulbo e na ponte. O centro respiratório trabalha de maneira involuntária e automática, mas existem alguns fatores que podem estimulá-lo, tais como a mudança da reação química e da composição do sangue e os reflexos nervosos e psíquicos. O excitante respiratório mais importante é o nível de dióxido de carbono no sangue.

Além do centro respiratório, a respiração sofre a ação do simpático, que estimula a respiração, a irrigação sanguínea e dilata os brônquios; o parassimpático possui efeito contrário ao do simpático.

A capacidade respiratória dos pulmões pode ser avaliada por meio de alguns exames, como:

- Volume circulante: equivale a mais ou menos 500 mℓ de ar, ou seja, em cada respiração, é inspirada e expirada essa quantidade de ar
- Volume residual: após a expiração, permanecem mais ou menos 1.200 mℓ de ar nos pulmões
- Capacidade vital: é o volume máximo de ar expirado, após uma inspiração máxima, cujo valor varia de 3.500 a 4.500 mℓ
- Capacidade de ventilação pulmonar: é o volume circulante × a frequência respiratória.

Capítulo 13 | Sistema Respiratório

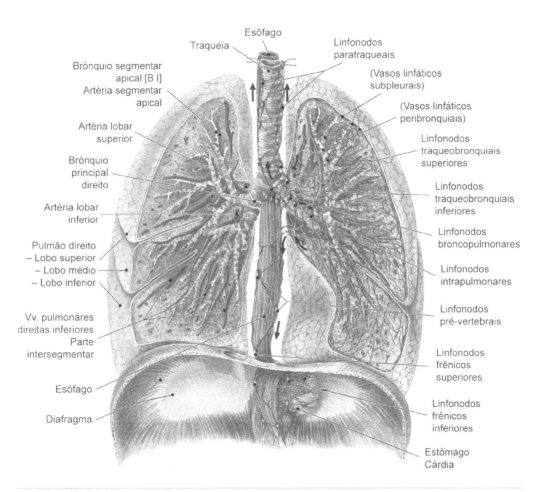

Figura 13.2 Pulmões direito e esquerdo. (Adaptada de Wolf-Heidegger. Atlas de Anatomia Humana. 6. ed. v. 2. 2006.)

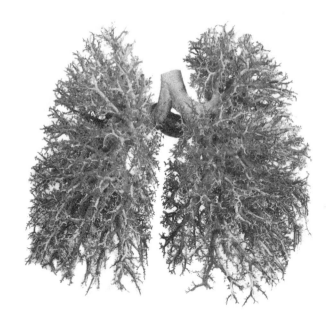

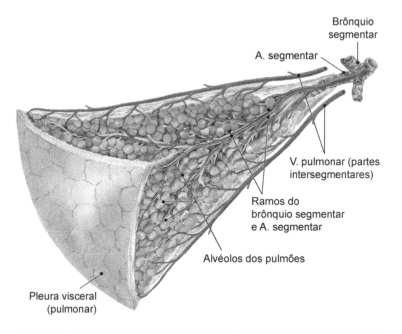

Figura 13.3 Árvore brônquica e segmentos pulmonares. (Adaptada de Wolf-Heidegger. Atlas de Anatomia Humana. 6. ed. v. 2. 2006.)

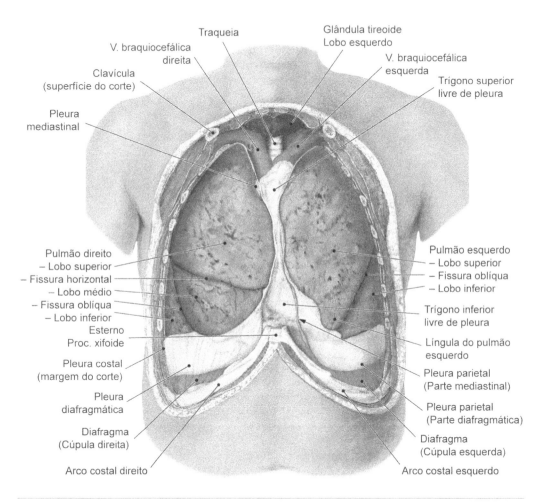

Figura 13.4 Pulmão e outras estruturas torácicas. (Adaptada de Wolf-Heidegger. Atlas de Anatomia Humana. 6. ed. v. 2. 2006.)

Troca gasosa

Há nos pulmões cerca de 300 milhões de alvéolos, que são permeáveis ao oxigênio e ao dióxido de carbono e captam as impurezas do ar inspirado, eliminando-as pelo sistema linfático dos pulmões.

Cada alvéolo é envolvido externamente pelos capilares venosos e arteriais, o que possibilita ao sangue que corre nesses capilares retirar o oxigênio proveniente do ar inspirado e retido nos alvéolos e transferir o dióxido de carbono existente no sangue para os alvéolos (Figura 13.5).

Os surfactantes são substâncias secretadas pelas células alveolares especiais, tendo por função interferir na tensão de superfície, o que ajuda a manter o alvéolo expandido e não "colabado".

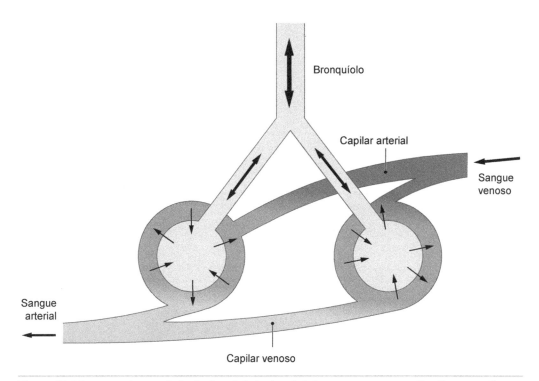

Figura 13.5 Esquema da transferência de oxigênio dos alvéolos com as setas em direção aos capilares e do dióxido de carbono dos capilares com as setas para o interior dos alvéolos.

Resumo

- Função das vias respiratórias
  - Conduzir, filtrar, pré-aquecer e umedecer o ar inspirado
- Cavidade nasal
  - Septo nasal: divide a cavidade em direita e esquerda
  - Orifícios nasais: comunicação com os seios paranasais e o ducto lacrimal
  - Função: filtrar, aquecer e umidificar o ar, secretar o muco e perceber os odores
- Faringe
  - Conduz o ar para a laringe e possui orifícios que a colocam em contato com a tuba auditiva
- Laringe
  - Secretar o muco que umedece, aquece e retém substâncias
  - Impedir a penetração de substâncias pelo fechamento da laringe por meio da epiglote
  - Responder pela fonação por meio das cordas vocais
- Traqueia
  - Secreta o muco, possui anéis cartilaginosos e mobilidade elástica
- Brônquios
  - Cada brônquio penetra no pulmão e ramifica-se formando o bronquíolo que termina nos alvéolos
- Pulmões
  - Pulmão direito: divide-se em lobos superior, inferior e médio
  - Pulmão esquerdo: divide-se em lobos superior e inferior
  - Pleura parietal reveste o tórax, e a visceral reveste o pulmão
  - Cavidade pleural: não tem ar ou líquido e tem pressão negativa
- Mecânica respiratória
  - Inspiração: a cavidade torácica se dilata para a entrada do ar
  - Expiração: o tórax diminui de tamanho para a saída do ar
  - Fatores atuantes na respiração: ação dos músculos torácicos e do diafragma, pressão negativa na cavidade pleural e estímulo nervoso
- Controle da respiração
  - Centro respiratório automático, mas sofre influências, como a do dióxido de carbono
  - Simpático: estimula
  - Parassimpático: inibe
- Troca gasosa
  - O oxigênio dos alvéolos passa para o sangue, e o dióxido de carbono do sangue para os alvéolos.

Exercícios

A) Nomeie as estruturas numeradas na figura (adaptada de Wolf-Heidegger. Atlas de Anatomia Humana. 6. ed. v. 2. 2006.):

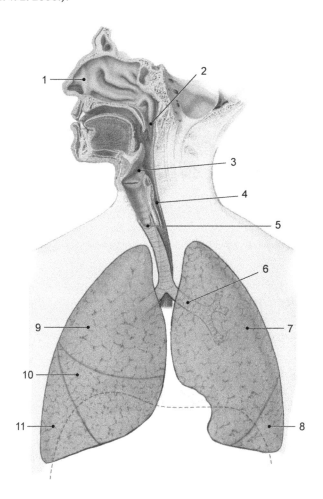

B) **Pesquise sobre:**
- Contraindicações da respiração bucal.
- Voz esofágica nas pessoas cujas cordas vocais foram retiradas cirurgicamente.

Capítulo 14

Sistema Digestório

Introdução

Os nutrientes não podem ser absorvidos pelo organismo na sua forma natural, necessitando de tratamento químico e mecânico do sistema digestório.

Os alimentos sofrem modificações químicas até que possam ser solúveis e absorvidos pela corrente circulatória do organismo; os não absorvidos são eliminados sob a forma de fezes.

O sistema digestório é revestido por células epiteliais que secretam dois elementos importantes: o muco, que permite o deslizamento do bolo alimentar, e as enzimas, que modificam quimicamente os nutrientes, tornando-os absorvíveis.

O sistema digestório pode ser dividido, de acordo com suas funções, em três partes. A parte superior abrange a cavidade bucal, a faringe e o esôfago e tem como função a ingestão, a trituração, a insalivação e a transformação dos alimentos em bolo alimentar pastoso. A mediana é composta pelo estômago e pelo intestino delgado, que modificam a estrutura química dos nutrientes, tornando-os absorvíveis pela corrente circulatória. Por fim, a parte inferior abrange o intestino grosso, o reto e o ânus, que reabsorvem a água e eliminam o bolo alimentar não aproveitado.

A cavidade abdominal é o local onde são encontrados o estômago, o intestino, a vesícula biliar, o fígado, o pâncreas, o baço, os órgãos sexuais internos e o sistema urinário. Essa cavidade está revestida por uma dupla membrana, chamada peritônio, que secreta um líquido aquoso, lubrificante para as superfícies dos órgãos, possibilitando que eles se movimentem com pouco atrito.

Resumidamente, as funções do sistema digestório são a ingestão, a digestão, a absorção e a eliminação.

Cavidade bucal

É a porção inicial do sistema digestório e está limitada anteriormente pelos lábios, superiormente pelo palato, inferiormente pelo assoalho da boca, lateralmente pelas bochechas e posteriormente pela faringe. Na cavidade bucal, encontram-se estruturas participantes no processo digestório que são a língua, as glândulas salivares e os dentes (Figura 14.1).

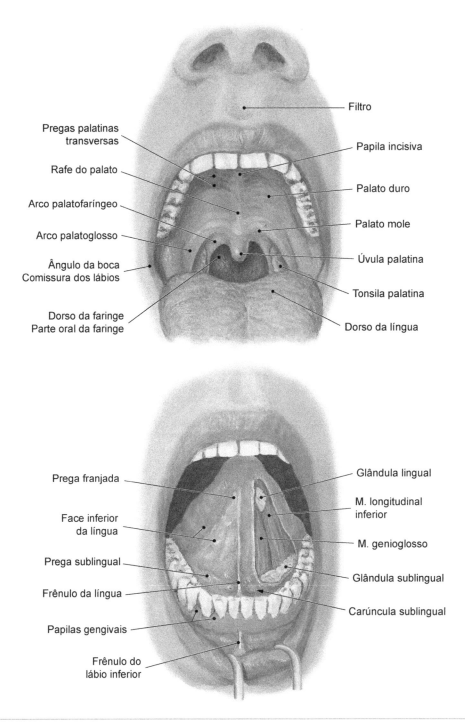

Figura 14.1 Cavidade da boca. (Adaptada de Wolf-Heidegger. Atlas de Anatomia Humana. 6. ed. v. 2. 2006.)

Os lábios superior e inferior unem-se à direita e à esquerda nas comissuras labiais e ligam a cavidade bucal com o meio exterior.

O palato é composto na parte anterior pelo palato duro, de estrutura óssea, e na parte posterior pelo palato mole, de estrutura muscular. No palato mole, situa-se a úvula, elemento que participa na fonação e na articulação das palavras, bem como, durante a deglutição, sinaliza para as vias respiratórias se fecharem a fim de que não ocorra a entrada de alimentos no seu interior.

A língua é um órgão muscular que informa o sabor dos alimentos por meio das papilas gustativas, empurra o alimento entre os dentes, misturando-o com a saliva, e impulsiona o bolo alimentar durante a deglutição. Outras funções importantes estão relacionadas com a defesa contra infecções por meio das células linfáticas localizadas na sua superfície ventral e com a articulação das palavras.

As glândulas salivares são as parótidas (próximas do pavilhão auditivo externo), submandibulares (encontram-se no assoalho da boca) e sublinguais (localizadas sob a língua). Essas glândulas secretam, sob controle nervoso automático, 1 a 1,5 ℓ de saliva por dia, mas os fatores psíquico e químico-físico podem interferir na secreção salivar. A saliva compõe-se basicamente por água e enzimas, sendo que a ptialina atua sobre os carboidratos.

Os dentes se desenvolvem em duas etapas: os decíduos (de leite), com 20 dentes, iniciando-se a partir dos 6 meses; a substituição dos decíduos pelos permanentes, com 32 dentes, inicia-se a partir dos 6 a 7 anos. Os dentes serotinos (do siso) aparecem entre os 17 e os 25 anos, são dentes molares, normalmente sem função e, por isso, frequentemente extraídos, já que são uma fonte de infecção devido à alta incidência de cárie dentária provocada pela dificuldade de acesso para executar uma higiene bucal correta.

O ser humano adulto apresenta 16 dentes na maxila e 16 na mandíbula, e, em cada arcada dentária, existem quatro incisivos, dois caninos, quatro pré-molares e seis molares (Figura 14.2). Os dentes participam do processo da mastigação, são órgãos duros, e sua raiz está implantada na mandíbula ou na maxila.

A raiz fixa o dente nessas estruturas ósseas por meio de fibras especiais em conjunto com as fibras dos ossos. Normalmente, o tamanho da raiz equivale a dois terços do comprimento do dente, e o seu formato varia de acordo com o tipo de dente, sendo que os incisivos apresentam uma raiz e os molares, duas a quatro raízes. O cemento, tecido ósseo modificado, reveste externamente a raiz com a finalidade de protegê-la contra as agressões.

A coroa é a parte visível do dente, sendo revestida externamente pelo esmalte, elemento considerado o tecido calcificado mais duro do corpo humano e mais resistente do que o cemento. Essa

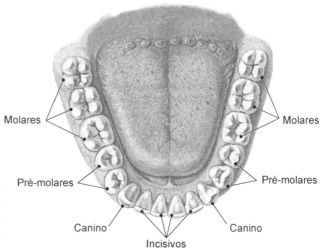

Figura 14.2 Arcada dentária inferior. (Adaptada de Wolf-Heidegger. Atlas de Anatomia Humana. 6. ed. v. 2. 2006.)

característica do esmalte é justificada pelo fato de ele exercer duas funções de proteção: (1) protege os tecidos mais sensíveis da parte interna do dente durante a mastigação, absorvendo o impacto da pressão exercida pela mordida; (2) protege o dente contra a ação dos elementos corrosivos existentes na boca.

A dentina é a massa principal do dente formada por uma substância orgânica calcificada e sais minerais e é responsável pelo tamanho, pela forma e pela cor do dente.

A polpa localiza-se no centro do dente, é considerada a parte menos rígida e contém tecido conjuntivo, de vascularização e nervoso. São esses tecidos que mantêm a vitalidade dental e existem tanto na coroa como na raiz do dente.

Considera-se colo do dente a região estreita entre a coroa e a raiz, circundado pela gengiva.

Faringe e esôfago

A faringe é uma estrutura que pertence aos sistemas digestório e respiratório, pois se comunica com as cavidades nasais, a boca, o esôfago e a laringe. Tem como função participar na deglutição, processo em que o palato mole se ergue contra a parede da faringe (porção que se comunica com as cavidades nasais), a epiglote fecha a laringe, a língua comprime-se contra o palato, deslocando o alimento para a faringe, que, mediante as contrações musculares, propulsiona o alimento para o esôfago. Esses movimentos são em parte voluntários e involuntários.

O esôfago é um tubo que mede cerca de 25 cm de comprimento e atravessa o diafragma por meio de um orifício denominado hiato. Tem como função conduzir, por intermédio de seus movimentos peristálticos (contração da musculatura do esôfago), o alimento da faringe para o estômago. Essa atividade é controlada pelos sistemas simpático e parassimpático.

Na parte superior do esôfago, existe o esfíncter faringoesofágico, que viabiliza a entrada do alimento da faringe ao esôfago. Ao final do esôfago, existe o esfíncter esofágico inferior (cárdia), que, quando relaxado, torna possível a passagem do alimento para o estômago; quando contraído, fecha a comunicação para prevenir o refluxo do conteúdo do estômago ao esôfago. Como o conteúdo gástrico é ácido, o seu refluxo para o esôfago provoca sensação de queimação.

Estômago

Anatomicamente, é dividido em quatro partes, sendo *cárdia* a porção inicial onde desemboca o esôfago; *fundo* a região localizada na parte superior, projetando-se em direção ao diafragma; *corpo* a maior porção do estômago; e *piloro* a parte final do estômago, que o comunica com o duodeno por meio do esfíncter pilórico que libera o conteúdo gástrico ao intestino delgado.

O estômago (Figura 14.3) possui, à esquerda, a curvatura maior e, à direita, a menor. A mucosa gástrica tem numerosas pregas que desaparecem com a distensão do órgão.

A mucosa gástrica secreta 1,5 a 2,5 ℓ de suco gástrico por dia, de maneira automática, por ação dos estímulos psíquicos provocados por fome, odores, apresentação do alimento etc.; pelos reflexos nervosos que ocorrem após a estimulação das papilas gustativas; e/ou pela entrada do alimento no estômago provocando a formação do hormônio gastrina que, ao ser lançado na circulação sanguínea, estimula a formação da secreção gástrica.

Os elementos que compõem o suco gástrico são:

- Água: facilita a ação dos componentes do suco gástrico
- Enzima pepsina: o estômago secreta o pepsinogênio (forma inativa) que, ao entrar em contato com o ácido clorídrico, se transforma em pepsina (forma ativa). Esta enzima age sobre as proteínas, desdobrando-as em polipeptídios

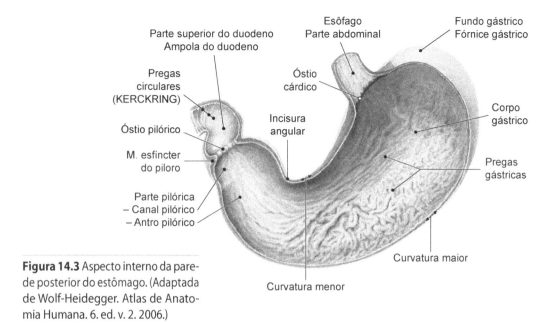

Figura 14.3 Aspecto interno da parede posterior do estômago. (Adaptada de Wolf-Heidegger. Atlas de Anatomia Humana. 6. ed. v. 2. 2006.)

- Enzima renina: precipita (coagula) a caseína do leite; por esse motivo, esta enzima é produzida em grande quantidade pelos bebês e pelas crianças
- Enzima lipase: atua de maneira mínima sobre os lipídios
- Ácido clorídrico: tem como função o fornecimento de um meio ácido necessário para a formação e a ação da pepsina e da renina, bem como eliminar os agentes patogênicos ingeridos com os alimentos
- Muco gástrico: formado principalmente na região pilórica, envolve a mucosa gástrica como uma camada protetora contra a agressão do ácido clorídrico
- Fator intrínseco: é uma proteína que atua sobre a vitamina B_{12} possibilitando melhor absorção na parede intestinal.

A permanência do bolo alimentar varia de 1 a 5 h, de acordo com a sua composição (os carboidratos permanecem poucas horas, e os lipídios, um tempo maior) e com o processo da mastigação (alimentos mal mastigados permanecem por mais tempo).

A musculatura gástrica dá condições ao estômago para agitar e misturar o alimento com o suco gástrico e formar uma mistura denominada quimo.

A atividade do estômago é automática, sendo o simpático inibidor da contração da musculatura e da secreção do suco gástrico; o parassimpático tem ação inversa.

Intestino delgado

O intestino delgado é um tubo muscular de cerca de 5 a 6 metros de comprimento, revestido de mucosa e mantido em sua posição na cavidade abdominal pelo mesentério, uma extensão do peritônio. Está relacionado com a digestão e a absorção de nutrientes e é constituído pelo duodeno, jejuno e íleo.

O duodeno é a porção inicial, mais curta, que se liga ao estômago pelo piloro. É o local onde desembocam o ducto colédoco trazendo a bile e o ducto pancreático com o suco pancreático. É a região onde ocorre a maior parte da digestão e da absorção.

A seguir, localiza-se o jejuno; em na sua primeira porção, ocorre pouca digestão e absorção do alimento.

A terceira porção é o íleo, que apresenta em sua mucosa numerosas placas de tecido linfoide, denominadas placas de Peyer, que diminuem o conteúdo bacteriano no sistema digestório. Na sua porção final, existe a valva ileocecal, que previne o refluxo do conteúdo do ceco (intestino grosso).

O bolo alimentar parcialmente digerido passa do estômago para o intestino delgado, no qual ocorrem o desdobramento e a absorção dos elementos básicos dos nutrientes, sendo impelidos para o intestino grosso os alimentos não absorvidos.

A mucosa intestinal secreta o suco entérico com as seguintes enzimas:

- Amilase: atua sobre os amidos (carboidratos)
- Maltase, sacarase e lactase: agem sobre o açúcar
- Lipase: atua sobre as gorduras, transformando-as em glicerol e ácido graxo
- Peptidases: são várias enzimas que atuam sobre as proteínas, transformando-as em aminoácidos
- Enteroquinase: transforma o tripsinogênio em tripsina (enzima pancreática).

Além das enzimas, o suco entérico contém água, sais minerais e muco. O muco protege a mucosa intestinal, amolece o alimento e lubrifica o sistema digestório para facilitar o deslizamento do conteúdo alimentar.

A musculatura intestinal tem como função misturar e propulsionar o conteúdo intestinal por meio dos movimentos peristálticos.

Internamente, a parede do intestino é formada por estruturas minúsculas denominadas microvilosidades, às quais chegam os capilares sanguíneos e linfáticos que se encarregam da absorção dos nutrientes. Os lipídios são absorvidos pela rede linfática, e os demais nutrientes, pela sanguínea.

Os capilares sanguíneos com os nutrientes absorvidos formam a veia mesentérica, que desemboca na veia porta. Dessa forma, os nutrientes são levados inicialmente ao fígado para serem processados, antes de serem distribuídos pelo organismo.

Fígado

O fígado é um órgão anexo ao sistema digestório e está dividido em lobos direito e esquerdo. No espaço na forma de fenda, denominado hilo hepático, penetram a artéria hepática, a veia porta, os vasos linfáticos e os nervos; e dele saem os ductos hepáticos direito e esquerdo (Figura 14.4).

O fígado desempenha várias funções, como:

- Secreção da bile que será armazenada na vesícula biliar. O suco biliar é isento de enzimas e composto por bilirrubina (resultado da degradação da hemoglobina), sais biliares (importante no desdobramento dos lipídios), excretas do metabolismo, colesterol, medicamentos e outras substâncias. Grande parte dos sais biliares é reabsorvida pelo intestino e devolvida ao fígado
- Metabolismo dos lipídios, proteínas e carboidratos, transformando essas substâncias em elementos que são transportados pelo sangue e utilizados pelos tecidos
- Armazenamento das vitaminas, sais minerais e glicose na forma de glicogênio
- Participação no processo de formação, destruição e regulagem do volume de sangue, como também, no controle do equilíbrio hidreletrolítico
- Produção de alguns elementos da coagulação, a heparina e a protrombina
- Destruição do hormônio estrógeno
- Desintoxicação mediante a neutralização de substâncias tóxicas, externas ao organismo ou produzidas por ele, ou modificação dessas substâncias em produtos mais facilmente eliminados pelos órgãos de excreção.

O fígado é formado por vários lóbulos que secretam a bile, que é drenada pelos canalículos; esses canais biliares muito pequenos provenientes de vários lóbulos se unem e formam os ductos

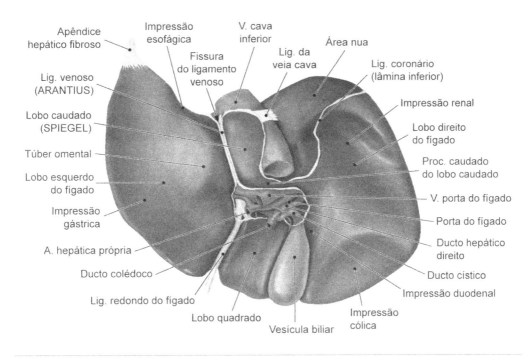

Figura 14.4 Fígado. (Adaptada de Wolf-Heidegger. Atlas de Anatomia Humana. 6. ed. v. 2. 2006.)

hepáticos direito e esquerdo. Esses dois ductos se juntam para formar o ducto hepático, que por sua vez se transforma em ducto cístico antes de penetrar na vesícula biliar. A bile é armazenada na vesícula biliar, uma bolsa com capacidade para armazenar aproximadamente 1,2 ℓ de bile por dia.

Após a chegada ao duodeno de alimentos contendo partículas de gorduras, as células entéricas lançam na circulação sanguínea o hormônio colecistocinina, que faz a vesícula se contrair e expulsar a bile armazenada no seu interior. A bile sai da vesícula biliar pelo ducto cístico e pelo colédoco, que é a continuação do ducto cístico, em direção ao duodeno. No duodeno, existe a ampola hepatopancreática, uma abertura comum ao colédoco e ao ducto pancreático.

A bile não flui diretamente do fígado para o duodeno por causa do esfíncter da ampola hepatopancreática existente na abertura do duodeno, que, quando fechado, faz a bile refluir e ser armazenada na vesícula biliar.

O fígado desempenha papel importante na regulação dos níveis de glicose no sangue: quando há excesso de glicose, ele a remove do sangue, transforma-a em glicogênio e armazena-o; quando o nível de glicose sanguínea é baixo, o fígado transforma o glicogênio em glicose, liberando-a no sangue.

O fígado é o único órgão que consegue converter o nitrogênio da amônia (produto do metabolismo das proteínas) em ureia, para posterior eliminação pelos rins. A amônia em níveis elevados é extremamente tóxica, levando a irritação das células do encéfalo.

Pâncreas

O pâncreas é um órgão anexo ao sistema digestório, sendo dividido em cabeça, corpo e cauda. É considerado um órgão de secreção interna, pois sintetiza os hormônios insulina e glucagon que são lançados na corrente circulatória, em que agem sobre a glicose; mas também é um órgão de secreção externa, porque secreta o suco pancreático a ser lançado no duodeno.

O suco pancreático contém as mais importantes enzimas digestórias secretadas na sua forma inativa. Ao se misturarem com outros elementos digestórios no duodeno, essas enzimas sofrem transformações, tornando-se ativas.

As enzimas que compõem o suco pancreático são:

- Quimotripsina e tripsina: atuam sobre as proteínas, transformando-as em peptídios (tipo de aminoácidos)
- Amilase, sacarase, maltase e lactase: agem sobre os carboidratos, transformando-os em glicose, frutose e galactose
- Lipase: age sobre os lipídios, transformando-os em glicerol e ácidos graxos; mas a sua atuação ocorrerá somente se o suco pancreático estiver misturado com a bile.

Além das enzimas digestórias, o suco pancreático também é composto por bicarbonato, que tem como função neutralizar a acidez do conteúdo intestinal, potencializando a ação das enzimas entéricas.

A secreção do suco pancreático é controlada pelo sistema nervoso, sendo o simpático o inibidor e o parassimpático, o estimulador. Após a chegada do bolo alimentar ao duodeno, as células entéricas enviam para a circulação sanguínea os hormônios secretina e colecistocinina, que estimulam a secreção do suco pancreático. Esse suco sai do pâncreas pelo canal pancreático em direção ao duodeno, desembocando na ampola hepatopancreática.

Intestino grosso

Considerado a parte final do sistema digestório, o intestino grosso compreende o ceco (nele há o apêndice vermiforme, de função desconhecida), o colo (ascendente, transverso e descendente), o sigmoide, o reto e o ânus.

No intestino grosso, não ocorre o processo da digestão, uma vez que ele recebe os restos alimentares não digeridos e não absorvidos pelo intestino delgado. Portanto, suas funções são reabsorver a água dos sucos digestivos, absorver restos de nutrientes aproveitáveis, sintetizar as vitaminas K e algumas do complexo B e armazenar/eliminar as fezes.

As fezes são os restos indigeríveis do bolo alimentar que sofreram a ação das bactérias do intestino grosso. As bactérias são responsáveis pelo mau odor das fezes e pela formação de gases.

O movimento peristáltico é controlado pelo sistema nervoso, sendo o simpático o inibidor e o parassimpático, o estimulador; os movimentos lentos têm como função amassar o conteúdo fecal e misturá-lo com o muco secretado pela mucosa do intestino grosso, enquanto os grandes movimentos levam o conteúdo fecal em direção ao reto.

Existe uma musculatura que envolve o canal anal, denominada esfíncter anal interno, de ação involuntária, envolvido pelo esfíncter anal externo, de ação voluntária. O esfíncter anal externo é encontrado em contração constante, mas relaxa na evacuação para permitir a abertura do orifício anal durante a saída das fezes para o exterior.

A Figura 14.5 mostra os órgãos localizados no tórax e no abdome.

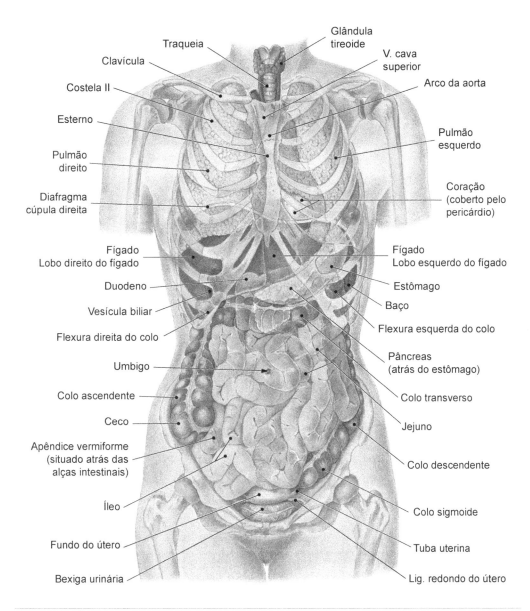

Figura 14.5 Órgãos torácicos e abdominais. (Adaptada de Wolf-Heidegger. Atlas de Anatomia Humana. 6. ed. v. 2. 2006.)

Resumo

Estrutura	Função	Enzimas
Dentes	Triturar os alimentos	–
Glândulas salivares	Secretar a saliva	Ptialina: age sobre os carboidratos
Língua	Misturar o alimento com a saliva Empurrar o alimento entre os dentes e para a faringe Participar na articulação dos sons e defesa contra infecções Ser órgão gustativo	–
Faringe	Participar na deglutição, defesa do organismo e audição	–
Esôfago	Conduzir o alimento da faringe para o esôfago	–
Estômago	Secretar o suco gástrico que tem por função: modificar a estrutura química dos alimentos, impedir o desenvolvimento das bactérias e a fermentação	Pepsina: age sobre as proteínas Renina: age sobre a caseína do leite Lipase: age sobre os lipídios
Intestino delgado	Secretar o suco entérico e modificar a estrutura química dos alimentos Absorver os nutrientes por meio das microvilosidades	Amilase, maltase, sacarase e lactase: agem sobre os carboidratos Lipase: age sobre os lipídios Peptidases: agem sobre as proteínas
Pâncreas	Sintetizar os hormônios e o glucagon Sintetizar o suco pancreático	Quimotripsina e tripsina: agem sobre as proteínas Amilase, maltase, sacarase, lactase: agem sobre os carboidratos Lipase: age sobre os lipídios
Fígado	Secretar a bile a ser armazenada na vesícula biliar Participar no metabolismo e armazenamento dos nutrientes Atuar na produção de elementos sanguíneos e da coagulação Destruir hormônio estrógeno Participar no processo de desintoxicação	A bile não contém enzimas, mas sais biliares que são importantes no desdobramento dos lipídios
Intestino grosso	Retirar a água e os restos de nutrientes aproveitáveis Sintetizar vitaminas K e do complexo B Armazenar/eliminar as fezes	–

Exercícios

A) Nomeie as estruturas numeradas na figura:

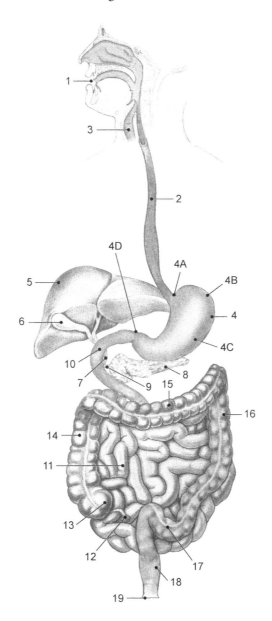

B) Pesquise sobre:
- Processo de extração do dente.
- Cirurgia bariátrica.
- Ação lesiva dos agentes patogênicos sobre o fígado.

Capítulo 15

Sistema Urinário

Introdução

O sistema urinário abrange as vias urinárias (ureteres, bexiga e uretra) e os órgãos que secretam a urina (rins).

No homem, o sistema urinário é interligado ao sistema genital, enquanto na mulher esse sistema é completamente independente.

O sistema urinário (Figura 15.1) tem por função participar da eliminação dos produtos finais do metabolismo e do controle do equilíbrio hídrico, salino e acidobásico.

Rins

Anatomia

Os rins apresentam a forma de um feijão e localizam-se à esquerda e à direita da coluna vertebral. Têm uma reentrância denominada hilo renal, por onde entram e saem os vasos e os nervos renais, e a pelve renal. Na parte superior de cada rim, localiza-se a glândula suprarrenal.

Cada rim é envolvido pela cápsula fibrosa formada pelas camadas cortical ou córtex renal (externa) e medular (interna).

Os rins regulam os eletrólitos e o volume sanguíneo mediante o controle do volume de água e de eletrólitos a serem excretados; dessa forma, auxiliam na regulação do equilíbrio acidobásico. Nessa função excretora está incluída também a eliminação dos restos nitrogenados, como a ureia, a creatinina e o ácido úrico.

Os rins secretam os hormônios renina, que regula a pressão sanguínea, e eritropoetina, que atua na produção dos eritrócitos.

As estruturas microscópicas e macroscópicas dos rins que participam da secreção e da condução da urina são:

- Glomérulo: a artéria renal distribui-se pela estrutura renal e, dessas ramificações, originam-se as arteríolas aferentes que formam os minúsculos novelos capilares denominados glomérulos.

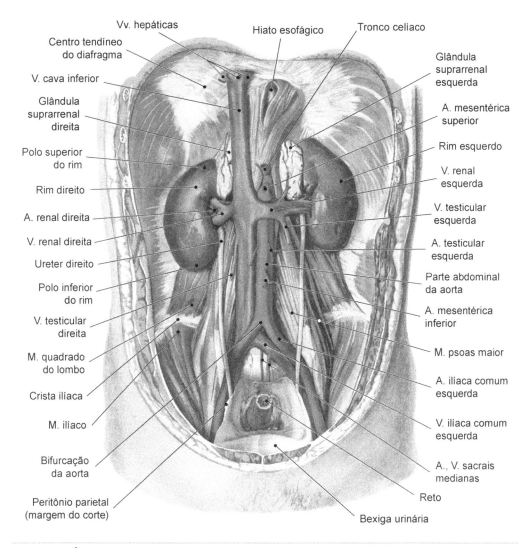

Figura 15.1 Órgãos urinários e grandes vasos do abdome. (Adaptada de Wolf-Heidegger. Atlas de Anatomia Humana. 6. ed. v. 2. 2006.)

Cada glomérulo está envolvido por uma cápsula de paredes duplas denominada cápsula do glomérulo (Figura 15.2)
- Túbulos renais: são tubos longos que se originam na cápsula do glomérulo como túbulo contorcido proximal, continuando como alça do néfron e túbulo contorcido distal. A união com outros túbulos forma o ducto coletor que desemboca em um cálice renal. Os glomérulos e os túbulos renais formam o néfron que é considerado a unidade anatômica e funcional dos rins (Figura 15.3). Existe cerca de um milhão de néfrons em cada rim
- Cálices renais: locais onde os ductos coletores desembocam e a junção dos cálices renais forma a pelve renal
- Pelve renal (Figura 15.4): após atravessar o hilo renal, passa a denominar-se ureter.

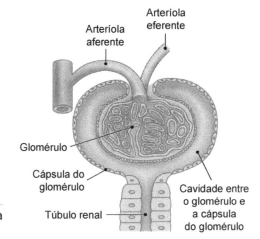

Figura 15.2 Esquema de um glomérulo envolto pela cápsula do glomérulo.

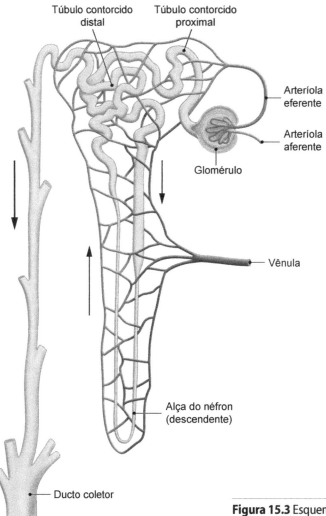

Figura 15.3 Esquema de um néfron com o glomérulo, o túbulo renal e o ducto coletor.

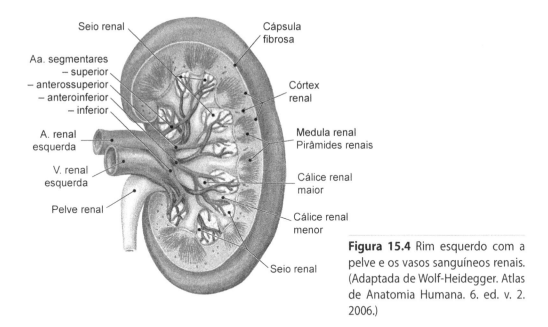

Figura 15.4 Rim esquerdo com a pelve e os vasos sanguíneos renais. (Adaptada de Wolf-Heidegger. Atlas de Anatomia Humana. 6. ed. v. 2. 2006.)

Fisiologia

Os néfrons secretam a urina mediante mecanismos de filtração glomerular, reabsorção e secreção nos túbulos renais.

Os glomérulos filtram o sangue arterial das arteríolas aferentes, originando o filtrado glomerular existente na cápsula do glomérulo. O filtrado glomerular assemelha-se ao plasma sanguíneo, mas sem proteínas e outras substâncias de peso molecular grande. A filtração ocorre pela diferença de pressão entre os capilares e a cápsula do glomérulo. Existem dois fatores que alteram a formação da urina: a modificação do volume sanguíneo, porque a urina é derivada do sangue, e a mudança da pressão arterial, que interfere não só na propulsão do sangue pelos capilares como também na diferença de pressão entre o capilar arterial e a cápsula do glomérulo.

O filtrado glomerular passa da cápsula do glomérulo para os túbulos renais, onde há uma reabsorção seletiva de água, sais e outros elementos.

A maior parte do filtrado glomerular é reabsorvida pelos capilares que envolvem o túbulo renal, retornando para a circulação venosa. O filtrado não reabsorvido passa para os ductos coletores, destes para os cálices renais, acumulando-se na pelve renal, onde é conduzido para os ureteres de maneira ininterrupta.

Existem fatores que aumentam ou diminuem a reabsorção tubular, como por exemplo, a concentração elevada de glicose diminui a reabsorção, aumentando o volume urinário; mas, basicamente, a reabsorção tubular se deve à ação dos hormônios:

- Antidiurético: sintetizado na hipófise, aumenta a reabsorção da água dos túbulos renais para a circulação sanguínea
- Aldosterona: secretado pela suprarrenal, estimula a reabsorção de água e sódio e a eliminação de potássio
- Fator atrial natriurético: secretado pelo átrio do coração, diminui a reabsorção do sódio, o que aumenta a excreção de sódio e água pelos rins
- Paratormônio: secretado pela paratireoide, estimula a reabsorção de cálcio e a excreção de fosfato.

A renina é um hormônio secretado nas arteríolas aferentes quando ocorre diminuição da pressão e/ou volume do sangue. Nessa situação, a renina ativa a angiotensina (secretado na forma inativa pelo fígado), que estimula a suprarrenal a liberar a aldosterona (que aumenta a reabsorção da água e do sódio do filtrado glomerular, aumentando o volume nos vasos sanguíneos) e diminui o calibre dos vasos sanguíneos; dessa forma, a pressão arterial é elevada.

O filtrado glomerular que não foi reabsorvido pelos túbulos constitui a urina propriamente dita, que possui as seguintes características:

- Volume: 1 a 1,5 ℓ/dia, sendo que a água compõe 95 a 98% da urina
- pH: em média 6,0
- Densidade: 1.003 a 1.030
- Excretas nitrogenadas resultantes do metabolismo das proteínas: ácido úrico, creatinina e ureia
- Sais inorgânicos e orgânicos: cloreto de sódio, ácido fosfórico, potássio etc.
- Pigmentos: o urobilinogênio fornece a cor amarela
- Hormônios, vitaminas, medicamentos, substâncias estranhas.

As artérias renais originadas na parte abdominal da aorta, além de participarem da formação da urina, devem irrigar o tecido renal. O capilar arterial eferente, ao sair do glomérulo, possui sangue arterial filtrado que irriga o tecido renal por meio de uma rede de capilares que envolvem o túbulo renal. Esse sangue filtrado é transportado para fora dos rins por meio de uma série de veias que, ao se unirem, formarão a veia renal que desembocará na veia cava inferior.

Vias urinárias

As vias urinárias, vias de eliminação da urina secretada pelos rins, são constituídas pelos ureteres, bexiga e uretra.

Os ureteres são dois tubos de mais ou menos 30 cm no adulto, cada um deles saindo de um rim. Levam a urina secretada dos rins para a bexiga pelo efeito da gravidade e pelas ondas peristálticas regulares.

A bexiga apresenta-se como uma bolsa muscular que serve de reservatório para a urina, que chega de maneira contínua pelos ureteres. No sexo masculino, o reto situa-se posteriormente a ela, enquanto, na mulher, o útero interpõe-se entre o reto e a bexiga.

Sua capacidade de reserva varia de indivíduo para indivíduo, podendo chegar até 1 ℓ; mas, após um enchimento de 250 a 300 mℓ, ocorre a necessidade de urinar, o que provoca a saída da urina pela uretra.

O sistema nervoso autônomo controla a vontade involuntária da musculatura lisa da bexiga e das vias urinárias, com o simpático estabilizando a bexiga e estimulando o peristaltismo dos ureteres. Dessa forma, pode-se dizer que o simpático estimula o enchimento da bexiga e o parassimpático, o seu esvaziamento.

O trígono da bexiga corresponde aos pontos de entrada dos dois ureteres e de saída da uretra. Quando existe infecção urinária, ela tende a persistir nessa região.

A uretra é um canal que conduz a urina da bexiga para o meio exterior. Na sua porção inicial, existe o esfíncter interno da uretra, de contração involuntária, impedindo a saída de urina da bexiga. Abaixo do esfíncter interno, há o esfíncter externo, que é de contração voluntária. A uretra termina em um orifício denominado óstio externo da uretra, por meio do qual a urina é eliminada para o meio exterior.

Para ocorrer a micção, é necessária a ação estimulante do parassimpático, que promove a contração dos músculos da bexiga e o relaxamento do esfíncter interno. Até certo ponto, a micção pode ser reprimida voluntariamente pela contração do esfíncter externo.

A uretra feminina é um canal curto, de mais ou menos 3 cm, com a finalidade de conduzir a urina para o exterior; a uretra masculina é um canal longo e sinuoso, sendo uma via comum para a micção e a ejaculação.

Resumo

- Sistema urinário
    - Constituição: dois rins, dois ureteres, uma bexiga e uma uretra
    - Funções: eliminar os produtos finais do metabolismo, secretar os hormônios renina e eritropoetina, participar do equilíbrio hídrico, salino e acidobásico
- Rim
    - Camadas: cápsula fibrosa, córtex renal e camada medular
    - Constituição: glomérulo, cápsula glomerular, túbulo renal, cálice renal, pelve renal
    - Néfron: é a unidade anatômica e funcional dos rins, composto por glomérulo, cápsula do glomérulo e túbulo renal; em número de um milhão em cada rim
    - Formação da urina: o sangue é o filtrado nos capilares em forma de novelo (glomérulo) formando o filtrado glomerular que passa da cápsula do glomérulo para o túbulo renal, onde uma parte será reabsorvida pela circulação sanguínea. O filtrado não reabsorvido passa para o cálice renal e a pelve renal como urina
    - Fatores que interferem na formação da urina: volume sanguíneo, pressão arterial e hormônios
    - Circulação sanguínea: além de participar na formação da urina, irriga o tecido renal
- Vias urinárias
    - São as vias de eliminação, com a bexiga recebendo constantemente a urina dos dois ureteres, eliminando esta para o meio exterior pela uretra, com o relaxamento do esfíncter urinário
- Volume urinário
    - Em cada micção, são expulsos 250 mℓ de urina, totalizando 1 a 1,5 ℓ/dia.

Exercícios

A) **Nomeie as estruturas numeradas na figura:**

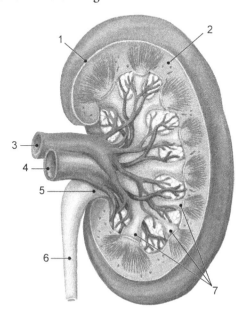

B) **Pesquise sobre:**
- Hemodiálise.
- Aumento do volume urinário no diabético.

Capítulo 16

Sistema Genital

Introdução

O sistema genital é responsável pela perpetuação da espécie e compreende os órgãos produtores das células sexuais e as suas vias condutoras. Produz hormônios que participam no desenvolvimento e na manutenção dos caracteres sexuais (ver Capítulo 17, Sistema Endócrino) e da libido.

Em virtude das diferenças anatômicas e fisiológicas, serão estudados separadamente os sistemas masculino e feminino.

Sistema genital masculino

Anatomia

Os órgãos genitais masculinos (Figura 16.1) são divididos de acordo com suas estruturas anatômicas e funcionais em:

- Órgão secretor dos espermatozoides (células sexuais): testículos direito e esquerdo
- Vias condutoras dos espermatozoides: dois epidídimos, dois ductos deferentes, dois ductos ejaculatórios e uma uretra
- Órgão copulador: pênis, cujo interior compreende os corpos cavernosos e esponjosos, com suas estruturas eréteis
- Glândulas anexas: produzem secreções para facilitar a movimentação dos espermatozoides por meio das duas vesículas seminais ("glândulas seminais" de acordo com a Terminologia Anatômica), da próstata e das glândulas bulbouretrais
- Órgãos genitais externos: pênis e escroto.

Os testículos (Figura 16.2) apresentam-se envolvidos pela bolsa escrotal (escroto). A musculatura lisa da bolsa escrotal se contrai na presença da temperatura fria e relaxa na temperatura elevada. Dessa forma, ela mantém uma temperatura constante no seu interior, fator fundamental para os testículos secretarem os espermatozoides.

Capítulo 16 | Sistema Genital

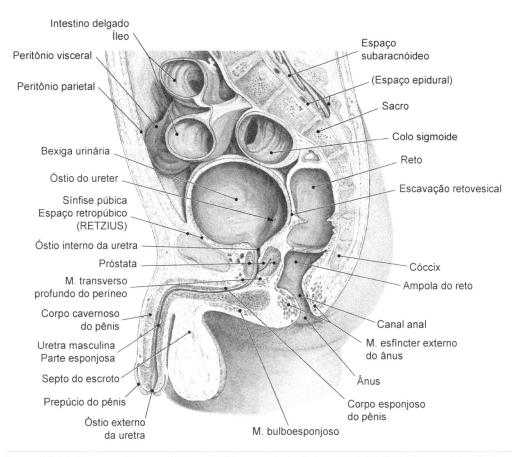

Figura 16.1 Pelve masculina com órgãos urinários e genitais. (Adaptada de Wolf-Heidegger. Atlas de Anatomia Humana. 6. ed. v. 2. 2006.)

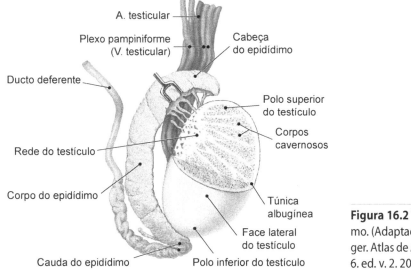

Figura 16.2 Testículo e epidídimo. (Adaptada de Wolf-Heidegger. Atlas de Anatomia Humana. 6. ed. v. 2. 2006.)

Após a puberdade, as células dos túbulos seminíferos produzem os espermatozoides enquanto as células intersticiais situadas entre os túbulos seminíferos, o hormônio testosterona.

Em conjunto com outros hormônios da hipófise e da suprarrenal, a testosterona é responsável pelo hormônio sexual masculino e pela manutenção dos caracteres sexuais masculinos e também pela maturação final dos espermatozoides.

Os epidídimos são dois canais sinuosos (direito e esquerdo), situados acima de cada testículo (Figura 16.2). É nesse local que os espermatozoides trazidos pelos túbulos seminíferos amadurecem e são armazenados na sua parte terminal até o momento da ejaculação (fenômeno da eliminação do sêmen).

A continuação dos epidídimos são os ductos deferentes direito e esquerdo, que terminam nos respectivos ductos ejaculatórios. Denomina-se canal inguinal, existente nos lados direito e esquerdo, o túnel na virilha que permite a passagem para a cavidade abdominal do funículo espermático composto pelo ducto deferente, pela artéria testicular, pelo plexo pampiniforme (responsável pela drenagem venosa do testículo, realizada especialmente pela veia testicular), pelas vias linfáticas e pelos nervos.

As vesículas seminais encontram-se à direita e à esquerda da bexiga e secretam um líquido alcalino que estimula a movimentação dos espermatozoides. Esse líquido é drenado de cada vesícula seminal para o ducto seminal correspondente.

Os ductos ejaculatórios são formados pela junção dos ductos deferentes com os ductos das vesículas seminais. Os ductos ejaculatórios direito e esquerdo desembocam na uretra, localizada no interior da próstata.

A uretra é uma via comum tanto para a micção (conduz a urina da bexiga) como para a ejaculação (conduz o líquido seminal dos ductos ejaculatórios). Apesar da dupla função, ela não pode executar as duas funções simultaneamente.

A próstata é do tamanho de uma castanha, envolve a uretra como um anel e secreta um líquido esbranquiçado alcalino para estimular a mobilidade dos espermatozoides.

As glândulas bulbouretrais são duas formações arredondadas, localizadas próximo à uretra e ao final da próstata, onde lançam sua secreção mucosa.

O pênis é internamente constituído pelos corpos cavernoso e esponjoso, e sua porção distal denomina-se glande, que está recoberta pelo prepúcio, uma dobra dupla de pele. No prepúcio, pode acumular-se uma secreção denominada esmegma, que deve ser removida diariamente na higiene diária.

Fisiologia

Normalmente, a ereção do pênis precede a ejaculação. Quando o pênis está rígido, por causa da ação do parassimpático, os espaços dos corpos cavernosos enchem-se de sangue arterial, e o escoamento do sangue venoso é bloqueado por meio de válvulas. Os espermatozoides armazenados no epidídimo são lançados no ducto deferente, por estímulo nervoso, e, mediante contrações peristálticas, são levados em direção à uretra, recebendo nesse trajeto as secreções produzidas pelas vesículas seminais, pela próstata e pelas glândulas bulbouretrais.

Durante a relação sexual, essas secreções nutrem e auxiliam no transporte dos espermatozoides, possuem pH alcalino para neutralizar a acidez vaginal e estimular a mobilidade dos espermatozoides, lubrificam o sistema genital e possuem enzima hialuronidase para dissolver o muco vaginal.

Esse produto denominado sêmen é expulso durante a ejaculação pelo meato urinário, e o volume varia de 2 a 5 mℓ de sêmen. Após a ejaculação, em resposta aos estímulos nervosos, as válvulas venosas se abrem promovendo o relaxamento do pênis, ou seja, a sua volta à posição normal.

Sistema genital feminino

Anatomia

O sistema genital feminino tem como função secretar o óvulo (célula sexual) e abrigar o novo ser vivo (feto), fornecendo condições para o seu desenvolvimento. É composto pelos dois ovários, duas tubas uterinas, um útero e uma vagina e pela vulva (órgão genital externo) (Figuras 16.3 e 16.4).

Os ovários, localizados em ambos os lados do útero, são do tamanho de uma ameixa e apresentam-se presos na cavidade abdominal pelos ligamentos do útero. Secretam os óvulos e os hormônios que controlam o desenvolvimento dos caracteres sexuais femininos e atuam sobre o útero após a fecundação.

As tubas uterinas medem cerca de 10 cm, estendem-se de cada lado do útero e não estão fixadas diretamente aos ovários. Na extremidade próxima do ovário, existe uma série de franjas denominadas fímbrias, que recolhem o óvulo com seus movimentos oscilatórios. Após o receber, levam-no ao útero mediante movimentos ciliares e de contração peristáltica.

O útero é composto pelo fundo (parte superior), corpo (região central) e colo (região inferior); suas camadas são o perimétrio (externa), o miométrio (média) e o endométrio (interna), cuja musculatura possui uma elevada capacidade para se distender e se contrair. Comunica-se lateralmente com as tubas uterinas direita e esquerda e inferiormente com a vagina.

O peritônio recobre uma região na cavidade abdominal baixa, entre o reto e o útero, denominada escavação retouterina (fundo de saco de Douglas). Essa escavação retouterina localiza-se posteriormente ao útero e separando o útero do colo sigmoide e reto.

A vagina é um tubo de 10 cm, de paredes normalmente "colabadas", que termina inferiormente no óstio da vagina. Essa porção terminal da vagina é fechada parcialmente nas virgens por uma membrana delgada denominada hímen. Tem por função produzir uma secreção ácida para dificultar a infecção, receber o pênis ou outro instrumento durante a relação sexual e ser um canal de parto.

Os órgãos genitais externos (Figura 16.5) são compostos pelo períneo e pela vulva (segundo a Terminologia Anatômica, pudendo feminino). O períneo é o conjunto de estruturas do assoalho

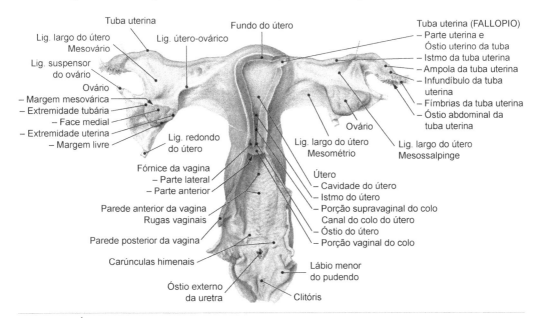

Figura 16.3 Órgão genitais femininos internos. (Adaptada de Wolf-Heidegger. Atlas de Anatomia Humana. 6. ed. v. 2. 2006.)

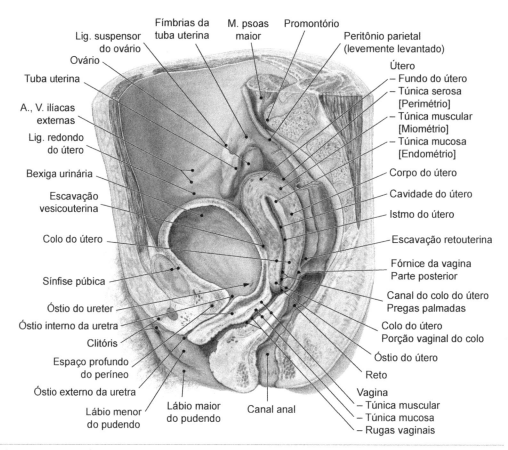

Figura 16.4 Pelve feminina com órgãos urinários e genitais. (Adaptada de Wolf-Heidegger. Atlas de Anatomia Humana. 6. ed. v. 2. 2006.)

da pelve que abrange os músculos, as aponeuroses e os vasos. Localiza-se entre a vulva e o ânus; no homem, entre o saco escrotal e o ânus. O períneo tem por função sustentar os órgãos abdominais, melhorar o orgasmo e controlar a saída da urina, das fezes e dos gases intestinais.

A vulva compreende o monte do púbis, uma elevação constituída principalmente de tecido adiposo e recoberta de pelos espessos após a puberdade. Os lábios maiores da vulva limitam lateralmente a vulva por meio de suas duas pregas cutâneas, apresentam-se recobertos de pelos após a puberdade e "escondem" os lábios menores. O vestíbulo é o espaço entre os lábios menores da vulva, local onde se situam as glândulas vestibulares que produzem uma secreção lubrificante. Por fim, o clitóris, uma estrutura extremamente sensível ligada à excitação sexual feminina.

Fisiologia da ovulação e da menstruação

A mulher possui nos seus dois ovários mais ou menos 400.000 folículos ováricos (óvulos imaturos); mas somente 300 a 400 deles amadurecem desde a menarca (primeira menstruação) até a menopausa (última menstruação).

A partir da puberdade, mais ou menos aos 11 anos de idade, a cada mês, um folículo ovárico de cada um dos ovários se transforma em uma bolha cheia de líquido (folículo ovárico vesicular) que migra para a superfície do ovário. Esse folículo produz grande quantidade de hormônio estrógeno, que estimula a hipófise a secretar o hormônio luteinizante, acelerando a maturação final do folí-

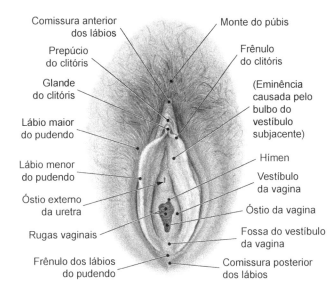

Figura 16.5 Órgãos genitais femininos externos. (Adaptada de Wolf-Heidegger. Atlas de Anatomia Humana. 6. ed. v. 2. 2006.)

culo. O folículo maduro se rompe, expulsando o óvulo para a cavidade abdominal (ovulação). Todo esse período dura aproximadamente 14 dias em um ciclo menstrual de 28 dias e é denominado fase proliferativa ou estrogênica.

Na fase proliferativa, o estrógeno promove um espessamento do endométrio em razão do crescimento dos vasos sanguíneos; as células do ovário, onde o folículo se rompeu, passam a apresentar uma coloração amarelada e, por isso, são chamadas de corpo amarelo ou lúteo.

O corpo lúteo secreta principalmente o hormônio progesterona e pouco estrógeno, sob o controle do hormônio luteotrófico secretado pela hipófise. Graças principalmente à estimulação da progesterona, a mucosa uterina torna-se mais solta e aumenta a irrigação sanguínea e o armazenamento de nutrientes. Essa fase é denominada secretora ou progestacional, e sua duração não varia com o ciclo menstrual, sendo geralmente de 14 dias.

O óvulo lançado na cavidade abdominal é captado pelas fímbrias e levado, mediante movimentos peristálticos e ciliares, da tuba uterina para o útero. Se não ocorrer a fecundação, o corpo amarelo regredirá por causa da insuficiência de progesterona e estrógeno, deixando uma cicatriz no ovário. Inicia-se a fase de descamação do endométrio, com a eliminação sanguínea e do óvulo não fecundado pela vagina. Esse processo é conhecido como menstruação e dura de 3 a 6 dias.

Reinicia-se o ciclo com o início da maturação do óvulo de outro ovário, sendo normalmente de 28 a 30 dias o intervalo entre uma menstruação e outra.

Relação sexual feminina

A estimulação sexual provoca o aumento do tamanho do clitóris, da região do óstio da vagina e o aumento da secreção das glândulas vestibulares; a parede vaginal aumenta a sua lubrificação, formando um "lago" para receber o sêmen.

O orgasmo é o auge da estimulação sexual, com contrações fortes da musculatura da região genital, a vagina se molda ao calibre do pênis e o útero modifica a sua posição de maneira que haja maior contato entre o colo do útero e o lago seminal (porção da vagina dilatada com o sêmen ejaculado).

Após o orgasmo, o clitóris, a vagina e o útero voltam para a sua posição normal.

Fecundação

Mediante a relação sexual ou a inseminação artificial, ocorre a união do óvulo com o espermatozoide, geralmente no terço distal da tuba uterina.

Antes do ato sexual, as glândulas da região e da vagina produzem uma secreção que mantém as estruturas úmidas e propícias à relação sexual. Para ocorrer a penetração, é necessário que o homem esteja com o pênis rígido.

Após a ejaculação, o sêmen alcalino neutraliza a acidez vaginal provocada pelo ácido láctico formado pelas bactérias de Döderlein, como também a enzima hialuronidase dissolve o muco do colo do útero; os espermatozoides migram da vagina em direção à tuba uterina a fim de fecundar o óvulo.

A vida máxima do espermatozoide, após a ejaculação, é de 72 h, e a do óvulo de 24 h.

O espermatozoide fecundará o óvulo somente no período da ovulação da mulher (período fértil), ou seja, mais ou menos 14 dias antes do primeiro dia menstrual.

Se ocorrer a fecundação, o ovo, óvulo fecundado, será fixado na parede do útero que se preparou para recebê-lo, ou seja, aumentou a irrigação sanguínea e o armazenamento de nutrientes. O corpo lúteo, que se transformou em corpo lúteo gravídico, persiste até mais ou menos o 4º mês de gestação secretando o estrógeno e a progesterona, até que a placenta consiga assumir esse papel.

Esses dois hormônios provocam alterações orgânicas fundamentais para a gestação e o trabalho de parto, como também impedem a ocorrência da menstruação durante os 9 meses de gestação.

Após o parto, os níveis de estrógeno e progesterona voltam ao normal.

Glândulas mamárias

Inicia-se na menina o desenvolvimento das mamas durante a puberdade, pois os hormônios sexuais femininos provocam deposição de gordura no tecido subcutâneo, além do crescimento do sistema de ductos e da espessura do tegumento.

Cada mama possui de quinze a vinte lobos, e, em cada um deles, existem ductos lactíferos e glândulas alveolares (Figura 16.6). Os ductos lactíferos conduzem o leite produzido nas glândulas alveolares para o mamilo (papila mamária), uma estrutura que se eleva da porção mais protuberante e pigmentada da mama denominada aréola.

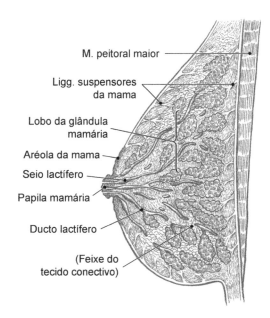

Figura 16.6 Mama feminina – arquitetura da glândula mamária. (Adaptada de Wolf-Heidegger. Atlas de Anatomia Humana. 6. ed. v. 1. 2006.)

Os ductos podem possuir dilatações (seios lactíferos) para o armazenamento de leite durante a amamentação.

Na gravidez, o estrógeno e a progesterona aumentam o tamanho das mamas e inibem a produção do hormônio prolactina pela adeno-hipófise. Após o parto, como a prolactina leva 2 a 3 dias para estimular a produção do leite, a glândula mamária secreta um líquido denominado colostro, que contém todos os nutrientes facilmente digeríveis pelo recém-nascido e é rico em substâncias de defesa da mãe.

Ao sugar o mamilo, o bebê estimula as terminações nervosas da aréola que estimula o hipotálamo e este, a neuro-hipófise para liberar ocitocina. A ocitocina chega até as mamas pela via sanguínea, que faz os lobos se contraírem e pressionarem a saída do leite contido nos ductos para o mamilo.

Como a mama se localiza muito próximo à axila, área rica em vasos linfáticos e linfonodos, existe uma grande conexão entre a glândula mamária e o sistema linfático dessa região (Figura 16.7).

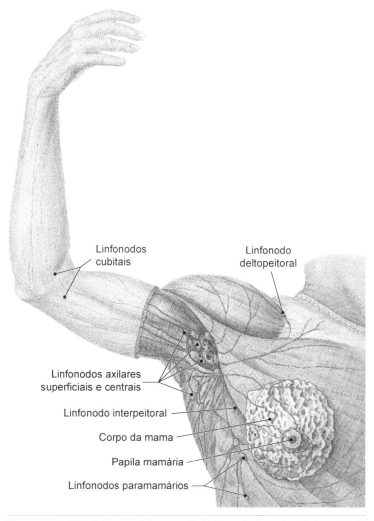

Figura 16.7 Glândula mamária, vasos linfáticos e linfonodos. (Adaptada de Wolf-Heidegger. Atlas de Anatomia Humana. 6. ed. v. 1. 2006.)

Resumo

- Composição do sistema genital masculino
  - 2 testículos: envolvidos pela bolsa escrotal, secretam os espermatozoides e o hormônio testosterona
  - 2 epidídimos: canais que armazenam os espermatozoides
  - 2 ductos deferentes: continuação dos epidídimos
  - 2 vesículas seminais: secretam um líquido para estimular a mobilização dos espermatozoides
  - 2 ductos ejaculatórios: cada um é formado pela junção do ducto deferente com o ducto da vesícula seminal. Os ductos direito e esquerdo desembocam na uretra
  - 1 uretra: via comum para a micção e a ejaculação
  - Próstata: envolve a uretra e secreta um líquido que estimula a mobilidade dos espermatozoides
  - Glândula bulbouretral: localiza-se próximo à uretra e secreta um muco
  - Pênis: a glande é sua parte distal recoberta pelo prepúcio
    - Sêmen: líquido alcalino; em cada ejaculação, são eliminados de 2 a 5 mℓ e até 300 milhões de espermatozoides
- Composição do sistema genital feminino
  - 2 ovários: secretam os óvulos e os hormônios estrógeno e progesterona
  - 2 tubas uterinas: recebem o óvulo e o levam ao útero; o terço distal é o local da fecundação
  - Útero: formado pelo perimétrio (camada externa), miométrio (média) e endométrio (interna), tem por função receber o óvulo fecundado, distender-se durante o período de gravidez, contrair-se no trabalho de parto e eliminar parte do seu endométrio pela menstruação
  - Vagina: sua secreção é ácida para dificultar a infecção
  - Vulva: composto pelo monte do púbis, pelos lábios maiores e menores, pelo vestíbulo da vagina e pelo clitóris
  - Períneo: localiza-se entre o ânus e a vagina
- Menstruação
  - Eliminação do endométrio decorrente de transformações periódicas, podendo-se distinguir três fases:
    - Proliferação: corresponde aos dias de maturação do óvulo, quando o hormônio estrógeno aumenta a espessura do endométrio
    - Secreção: após a saída do óvulo, o hormônio progesterona torna a mucosa uterina mais solta e aumenta a irrigação sanguínea. Essa fase demora 14 dias
    - Fase de descamação: consiste na eliminação da mucosa na forma de sangramento
- Relação sexual feminina
  - A estimulação sexual provoca o aumento do tamanho, do formato e da lubrificação dos órgãos do sistema genital
- Fecundação
  - União do óvulo com o espermatozoide durante o período fértil da mulher, ou seja, quando o óvulo está próximo do terço distal da tuba uterina
- Glândulas mamárias
  - Secretam o leite; as mamas são formadas pela papila mamária, pela aréola, pelas glândulas areolares, pelos ductos lactíferos e pelos seios lactíferos.

Exercícios

A) Nomeie as estruturas numeradas nas figuras:

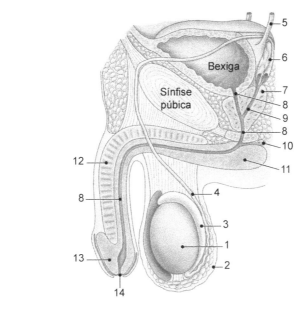

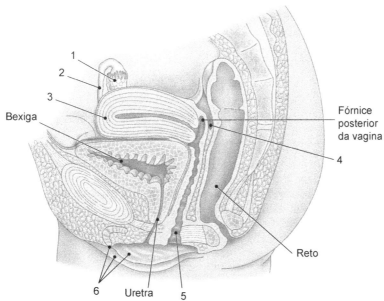

B) Pesquise sobre:
- Inseminação artificial.
- Métodos de controle de natalidade.

Capítulo 17

Sistema Endócrino

Introdução

O sistema endócrino é composto pelas glândulas endócrinas que secretam os hormônios lançados diretamente na circulação sanguínea, alcançando todas as partes do organismo, nas quais desempenham as seguintes funções:

- Metabólica: controlam a velocidade das reações químicas celulares
- Morfogenética: regulam o crescimento e desenvolvimento do indivíduo ou de determinados órgãos
- Equilíbrio endócrino: há uma inter-relação de todas as glândulas, como, por exemplo, quando o nível do hormônio da tireoide está baixo, a hipófise secreta um hormônio que estimula a tireoide
- Sexuais e reprodutivas: estimulam ou inibem o desenvolvimento dos caracteres sexuais
- Nervosas e mentais: influenciam a parte psíquica, a formação do caráter e da personalidade do indivíduo.

A maioria dos hormônios é proteína, exceto as produzidas pelo córtex da suprarrenal e pelas glândulas sexuais, que são esteroides formados por colesterol.

A secreção dos hormônios pode ser controlada por três mecanismos:

- Retroalimentação negativa: a informação sobre os hormônios no plasma realimenta a glândula produtora desse hormônio. Por exemplo: quando o nível de glicose aumenta no plasma, ela estimula o pâncreas para produzir insulina, que faz com que a glicose entre nas células, diminuindo o seu nível no plasma e inibindo a produção da insulina
- Biorritmo: é uma alteração de ritmo no padrão da secreção dos hormônios. O cortisol, por exemplo, é um hormônio de ciclo circadiano (ritmo de 24 h), em que a sua secreção é maior no período da manhã e menor ao entardecer. O seu conhecimento é importante para saber qual o melhor horário para se administrar um medicamento, quais os horários alternativos de trabalho. Existem fatores que podem alterar o biorritmo, tais como a diferença de fuso horário
- Controle pelo sistema nervoso central: é grande a sua influência sobre o sistema endócrino. O estresse, por exemplo, estimula várias glândulas a produzirem hormônios que alertam cada célula do corpo diante dessa ameaça.

As principais glândulas são hipófise, hipotálamo, suprarrenais, gônadas, pâncreas, tireoide, paratireoide, timo e glândula pineal.

Hipófise e hipotálamo

A hipófise, ou glândula pituitária, apesar de ser do tamanho de uma ervilha, é considerada a glândula mestra do organismo. Situa-se em uma cavidade em forma de sela do osso esfenoide e está fixada à parte inferior do hipotálamo.

O hipotálamo secreta os hormônios liberadores e os hormônios inibidores de liberação; por meio desses hormônios, ele controla a secreção da adeno-hipófise (uma das partes da hipófise). Os hormônios do hipotálamo passam para a hipófise por meio dos capilares sanguíneos do sistema porta hipotalâmico-hipofisário. Por exemplo: o hipotálamo secreta o hormônio liberador de prolactina, que estimula a hipófise a secretar a prolactina; quando o nível de prolactina está alto, o hipotálamo secreta o hormônio inibidor da prolactina, que inibe a secreção desse hormônio pela adeno-hipófise.

A hipófise divide-se em adeno-hipófise (lobo anterior), neuro-hipófise (lobo posterior) e lobo intermediário da hipófise.

A *adeno-hipófise* produz os hormônios mais importantes do organismo, porque regulam as funções de outras glândulas; é controlada pelo hipotálamo. Os hormônios secretados pela adeno-hipófise são:

- Somatotrófico ou do crescimento (STH ou GH): atua no metabolismo das proteínas, quebrando as proteínas e as gorduras para convertê-las em energia, converte a proteína em glicose, estimula o crescimento dos músculos esqueléticos e dos ossos longos, determinando o tamanho e a altura do indivíduo, promove o reparo celular e a síntese proteica e mantém os níveis de glicose no sangue durante os períodos prolongados de jejum
- Tireotrófico (tireotrofina) ou tireoestimulante (TSH): estimula a glândula tireoide a secretar os hormônios T_3 e T_4
- Adrenocorticotrófico (ACTH): estimula o córtex das suprarrenais a produzir principalmente o cortisol
- Gonadotrófico: atua no desenvolvimento das glândulas e dos órgãos sexuais, interferindo na menstruação, na ovulação e na gravidez. Os dois hormônios são: (1) foliculoestimulante (FSH), que age sobre a maturação dos espermatozoides no homem e dos folículos ovarianos na mulher, e (2) luteinizante (LH), que provoca a ovulação e a formação do corpo amarelo nas mulheres e estimula a secreção dos hormônios sexuais em ambos os sexos
- Prolactina ou lactogênio: nos homens, a sua função é desconhecida. Nas mulheres, ela mantém o corpo amarelo e sua produção de hormônios, atua no desenvolvimento das mamas e interfere na produção do leite. A prolactina influencia a produção do leite, mas não é responsável pela ejeção do leite pela mama.

Existem dois hormônios que não são secretados na hipófise, mas sim no hipotálamo. O hipotálamo secreta os hormônios antidiurético e a ocitocina, que são transportados para a *neuro-hipófise*, ficando aí armazenados até serem utilizados. Esses hormônios são:

- Antidiurético ou adiuretina: aumenta a reabsorção da água nos túbulos renais, agindo nos casos de desidratação, dor, estresse, trauma e uso de morfina e nicotina; o álcool inibe a secreção do hormônio. Altas doses desse hormônio provocam contração da musculatura dos vasos sanguíneos, diminuindo o seu calibre e, consequentemente, aumentando a pressão arterial (por isso, também chamado hormônio vasopressina)
- Ocitocina: estimula o tônus da musculatura lisa, principalmente do útero; no trabalho de parto, estimula a contração uterina e, após a gravidez, ajuda a diminuir a perda de sangue e no retorno do útero ao tamanho normal. Estimula também o reflexo da ejeção e o fluxo do leite materno.

O lobo intermediário da hipófise secreta o hormônio melanotrófico que é estimulante da melanina, substância responsável pela pigmentação da pele. Esse hormônio também participa na síntese dos hormônios esteroides secretados pelas glândulas sexuais e do córtex da suprarrenal.

Suprarrenais

As suprarrenais localizam-se na parte superior de cada rim e são compostas por duas partes que diferem quanto às funções e à estrutura: cortical (córtex da suprarrenal) e medular (medula da suprarrenal).

A região cortical localiza-se externamente à glândula, estando sob o controle do ACTH secretado pela hipófise. Seus principais hormônios são:

- Aldosterona: regula o equilíbrio hídrico e eletrolítico, principalmente por meio dos rins, e estimula a reabsorção de sódio e de água, e a eliminação de potássio nos túbulos renais
- Cortisona ou hidrocortisona: age em todos os tecidos, atua no metabolismo das proteínas e das gorduras, aumenta a taxa de glicose na corrente circulatória por causa do menor consumo de glicose pelos tecidos e do aumento da resistência à insulina, e diminui as reações celulares na rejeição aos tecidos estranhos e contra as bactérias. Dificulta a cura das lesões
- Andrógeno (hormônio masculino) e estrógeno (hormônio feminino): agem nos órgãos sexuais, na pele, nos ossos e nos músculos; atuam de maneira discreta, em conjunto com os hormônios sexuais, no desenvolvimento dos caracteres sexuais secundários.

A região medular situa-se na parte interna da glândula e é uma extensão do sistema nervoso simpático. Secreta dois hormônios denominados catecolaminas:

- Epinefrina ou adrenalina: estimula a ação cardíaca, aumenta a frequência cardíaca e provoca a dilatação dos brônquios
- Norepinefrina ou noradrenalina: aumenta a pressão sanguínea em virtude da constrição geral dos vasos sanguíneos.

Esses dois hormônios são importantes no metabolismo dos carboidratos e aumentam a taxa de glicose no sangue porque auxiliam na conversão do glicogênio em glicose no fígado. Nas emergências, ocorre um aumento imediato desses hormônios graças à estimulação do simpático.

Além da suprarrenal, esses dois hormônios também são secretados pelos paragânglios simpático e parassimpático, localizados na aorta ascendente, torácica e abdominal.

Gônadas

As gônadas são responsáveis pela formação dos óvulos e dos espermatozoides, como também, dos hormônios sexuais.

O principal hormônio do testículo é a testosterona, que atua no desenvolvimento dos caracteres sexuais masculinos e na maturação dos espermatozoides. Esta glândula está sob o controle dos hormônios da hipófise (FHS e LH).

Os principais hormônios do ovário são a progesterona e o estrógeno.

Os estrógenos estimulam o desenvolvimento das mamas e dos órgãos sexuais internos e externos, aumentam a libido e o fluxo sanguíneo no útero e retêm sódio e água.

A progesterona é secretada pelo corpo amarelo e pela placenta. Suas funções são múltiplas: preparar o organismo para a gestação mediante o aumento do endométrio uterino, facilitar a nidação do óvulo fecundado; diminuir as contrações uterinas, impedindo a expulsão do ovo durante a gestação; promover o desenvolvimento da placenta, órgão responsável pela nutrição do embrião, o desenvolvimento das glândulas mamárias, e a inibição da secreção do FSH pela hipófise, para não ocorrer uma nova ovulação durante a gestação.

Os caracteres sexuais, que diferenciam os sexos feminino e masculino (Quadro 17.1), são classificados em primário, secundário e terciário. Eles são determinados pelos fatores biológicos, mas os terciários sofrem, também, influência dos fatores culturais, sociais e familiares.

Os caracteres primários estão presentes desde o nascimento e os secundários aparecem no início da puberdade, como resultado da ação dos hormônios sexuais; os terciários são construídos ao longo de um certo período de tempo e constituem a feminilidade ou a masculinidade da pessoa.

Quadro 17.1 Caracteres sexuais masculino (M) e feminino (F).

Primário		Secundário	
M	F	M	F
Pênis	Vulva	Tendência à calvície	Tendência a manter cabelos por toda a vida
Escroto	Ovários	Pelos no rosto, tórax, axila e região genital. Acne	Não apresenta aumento significativo de pelos no rosto. Pelos nas axilas e na região pubiana. Acne
Vias condutoras	Tubas uterinas	Voz mais grave, laringe mais larga e pomo de Adão	Voz continua aguda
Glândulas anexas	Útero	Desenvolvimento da massa muscular. Estatura, ombros, pés e mãos maiores que os das mulheres	Massa muscular mais discreta e camada de tecido adiposo mais espessa. Alargamento da pelve, desenvolvimento dos seios
	Vagina	Ejaculação	Menstruação

Pâncreas

O pâncreas é uma glândula mista exócrina, porque lança seus produtos no tubo digestório, e endócrina, porque lança seus produtos secretados nas ilhotas pancreáticas, insulina e glucagon, na circulação sanguínea.

A insulina regula o metabolismo de carboidratos, proteínas e gorduras; age na queima da glicose no sangue e controla a produção de glicogênio no fígado. Para manter a taxa de glicose em níveis normais, o pâncreas diminui a secreção de insulina quando o nível de glicose no sangue está baixo, e vice-versa. Age no fígado, nos músculos e no tecido adiposo.

O glucagon, ao contrário, aumenta a taxa de glicose no sangue, por estimular o fígado a liberar glicose para a corrente sanguínea.

Tireoide

A tireoide situa-se no lado anterior do pescoço, encontra-se apoiada nos primeiros anéis da traqueia e tem a forma de um H, apresentando os lobos direito e esquerdo unidos pelo istmo. Secreta os hormônios tireoidianos (T_3 e T_4) e a calcitonina.

Os hormônios tireoidianos são a tri-iodotironina (T_3) e a tiroxina (T_4), que desempenham funções similares, mas a ação da T_3 é mais potente. O iodo ingerido nos alimentos é utilizado pela tireoide para sintetizar a T_3 (com três átomos de iodo) e a T_4 (com quatro átomos de iodo).

A secreção desses hormônios depende da ação conjunta do hipotálamo, da adeno-hipófise e da glândula tireoide: o hipotálamo produz o hormônio da liberação da tireotrofina, que estimula a secreção do TSH pela adeno-hipófise, que estimula a tireoide a secretar seus hormônios. Quando os níveis de T_3 e T_4 aumentam no sangue, a retroalimentação negativa inibe a secreção dos hormônios do hipotálamo e da adeno-hipófise.

Estimulam o metabolismo geral fazendo com que o corpo queime os carboidratos de forma rápida, reduzem as reservas de gordura, aumentam a frequência e a força de contração do coração, regulam a temperatura e o peso corpóreo, entre outras funções.

Também interferem no desenvolvimento e crescimento do ser humano, nos ciclos menstruais e na fertilidade. Agem em todos os tecidos do corpo.

A calcitonina é um hormônio não controlado pelo TSH da adeno-hipófise, não necessita de iodo para a sua síntese e age nos ossos e nos rins. Sua função é regular os níveis plasmáticos de cálcio; quando o nível de cálcio sanguíneo se eleva, a calcitonina o reduz mediante os seguintes mecanismos: aumenta a excreção de cálcio na urina, estimula as atividades das células relacionadas com a fabricação óssea e favorece o transporte do cálcio do sangue para o osso.

Paratireoides

As paratireoides são órgãos do tamanho de um grão de trigo, situados atrás da tireoide, duas do lado direito e duas do esquerdo. Sintetizam o hormônio paratormônio, que regula o metabolismo do cálcio, do fósforo e do magnésio e age nos ossos, no intestino e nos rins. Com o objetivo de aumentar os níveis de cálcio no sangue e diminuir os de fosfato, o hormônio estimula as atividades das células relacionadas com a destruição do tecido ósseo para que o cálcio possa ser levado do osso para o sangue; estimula os rins a reabsorver o cálcio e aumentar a excreção do fosfato; e atua em conjunto com a vitamina D para aumentar a absorção do cálcio pela mucosa do intestino.

Timo

O timo situa-se no mediastino e regride com o início da maturidade sexual. Tem papel mais ativo no desenvolvimento do sistema imunológico antes do nascimento e nos primeiros meses de vida. Secreta o hormônio timosina, que promove a maturação, o desenvolvimento e a atividade dos linfócitos T.

Glândula pineal

A glândula pineal situa-se próximo ao tálamo e é considerada o "relógio biológico do corpo", controlando a maioria dos biorritmos e a reprodução. Secreta o hormônio melatonina, que altera o ciclo reprodutivo por influenciar a secreção de hormônios do hipotálamo, e está relacionada com o ciclo sono/vigília, com a melatonina exercendo um efeito tranquilizante, ou seja, o seu nível elevado induz ao sono. A melatonina age em diversos órgãos, e o seu nível elevado leva a um tipo de depressão denominada alteração afetiva sazonal ou depressão do inverno, que ocorre nas regiões com poucas horas de luz solar, ou seja, nos invernos dos extremos norte e sul do globo terrestre. Essa relação hormônio/luminosidade faz com que a sua secreção diminua quando existem longas horas de luz solar e aumente nos períodos de pouca luz solar.

Outros hormônios

Secretados por células espalhadas pelo corpo. Esses hormônios são:

- Colecistocinina, gastrina e secretina: secretados pelo sistema digestório, auxiliam na digestão
- Eritropoetina: produzido nos rins, auxilia a regular a produção dos eritrócitos
- Renina: secretado pelos rins, atua no controle da pressão arterial
- Fator natriurético atrial: secretado nos átrios do coração, estimula os rins a eliminarem o sódio
- Prostaglandina: produzido pelos diversos tecidos do corpo. Age próximo ao local em que foi secretado, regulando a contração do músculo liso e a resposta inflamatória e aumentando a sensibilidade à dor.

Resumo

- Hormônios secretados por glândulas

Glândula	Hormônio	Ação
Adeno-hipófise	Somatotrófico	Age no metabolismo das proteínas, no crescimento dos jovens e na manutenção do organismo adulto
	Tireotrófico	Estimula a glândula tireoide
	Adrenocorticotrófico	Estimula as suprarrenais
	Gonadotrófico	Age na maturação das células sexuais, provoca a ovulação e estimula a secreção dos hormônios sexuais
	Prolactina	Atua no desenvolvimento das mamas e na formação do leite materno
Neuro-hipófise	Antidiurético	Estimula a reabsorção da água nos túbulos renais e aumenta a pressão arterial
	Ocitocina	Estimula o tônus da musculatura lisa, aumenta a contração uterina no trabalho de parto e, após o parto, diminui o sangramento e auxilia o útero a retornar ao tamanho natural
Córtex da suprarrenal	Aldosterona	Estimula a reabsorção de sódio e água nos túbulos renais
	Cortisona	Age no metabolismo de proteínas e gorduras, aumenta a taxa de glicose no sangue e diminui as reações celulares
	Andrógeno	Age no desenvolvimento dos caracteres sexuais secundários
Medula da suprarrenal	Epinefrina	Estimula a ação e o batimento cardíaco, dilata os brônquios
	Norepinefrina	Aumenta a pressão sanguínea e diminui o calibre dos vasos
Testículo	Testosterona	Age no desenvolvimento dos caracteres sexuais masculinos e na maturação dos espermatozoides
Ovário	Estrógeno	Estimula o desenvolvimento das mamas e órgãos sexuais, aumenta a libido, aumenta o fluxo sanguíneo no útero e retém sódio e água
	Progesterona	Aumenta o endométrio, diminui as contrações uterinas, age no desenvolvimento da placenta e glândulas mamárias e inibe a secreção do hormônio gonadotrófico
Pâncreas	Insulina	Age na queima da glicose sanguínea
	Glucagon	Aumenta a taxa de glicose no sangue
Tireoide	T_3 e T_4	Agem em todos os processos metabólicos acelerando a queima de carboidratos, proteína e gordura. Interferem no desenvolvimento e crescimento, nos ciclos menstruais e na fertilidade
	Calcitonina	Reduz os níveis de cálcio sanguíneo
Paratireoides	Paratormônio	Regula o metabolismo de cálcio, fósforo e magnésio
Timo	Timosina	Promove a maturação, o desenvolvimento e as atividades do linfócito T
Glândula pineal	Melatonina	Controla a maioria dos biorritmos e a reprodução

(continua)

Resumo (*continuação*)

- Outros hormônios

Hormônio	Local de	Ação
Colecistocinina, gastrina e secretina	Sistema digestório	Auxilia na digestão
Eritropoetina	Rins	Regula a produção de eritrócitos
Renina	Rins	Controla a pressão arterial
Fator natriurético atrial	Átrios do coração	Estimula o rim a eliminar o sódio
Prostaglandina	Diversos tecidos do corpo	Regula a contração do músculo liso e a resposta inflamatória; aumenta a sensibilidade à dor

Exercícios

A) Nomeie as glândulas endócrinas nas figuras dos capítulos anteriores.

B) Pesquise sobre:
- Administração de anabolizantes, esteroides e hormônio do crescimento para aumentar a massa muscular nos atletas.
- Reposição hormonal em mulheres na menopausa.

Apêndices

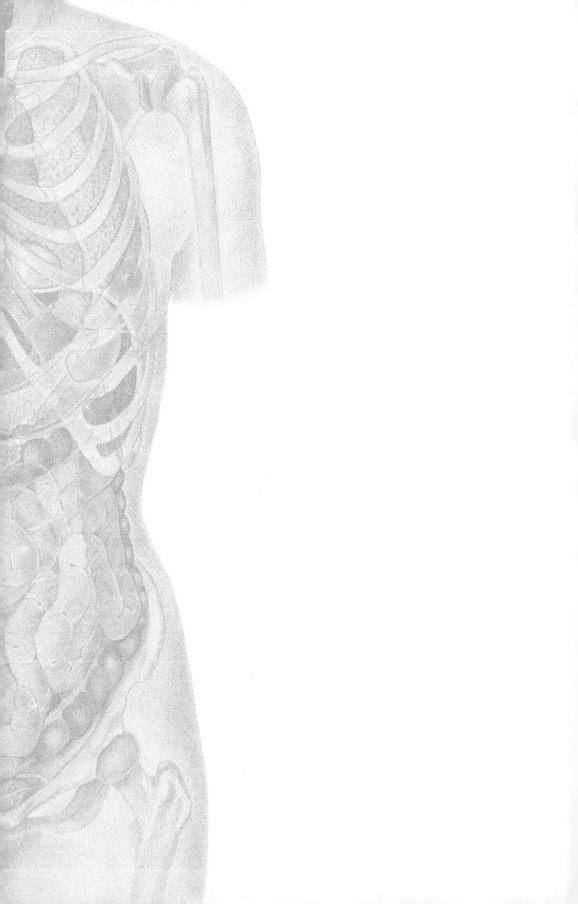

Glossário

Apófise. Protuberância óssea.

Biotipo. Conjunto de características comuns ou semelhantes em um grupo de pessoas.

Carboidratos ou hidratos de carbono. Compostos orgânicos formados por carbono, oxigênio e hidrogênio, presentes em açúcares, amido (batata, arroz) e celulose (fibras dietéticas).

Catabólitos. Produto do catabolismo, que é a transformação de moléculas complexas em simples, com o objetivo de liberar a energia nelas contida.

Decúbito dorsal. Posição supina ou de barriga para cima.

Deambulação. Ato de andar.

Doença autoimune. Caracteriza-se pela condição em que o sistema imunológico lisa os tecidos saudáveis do próprio organismo.

Eletrólitos. Substâncias cuja molécula é capaz de se dividir em íons.

Entérico. Relativo ao intestino.

Fagocitose. Processo de destruição pelo qual leucócitos englobam e digerem micróbios e outras substâncias estranhas.

Forame ou forâmen. Cova, buraco.

Glicídios. Açúcares e carboidratos.

Icterícia. Cor amarelada da pele causada por pigmentos biliares no sangue.

Libido. Desejo sexual.

Lipídios. Gordura.

Macroscópico. Visualizam-se a olho nu as estruturas anatômicas.

Microscópico. É necessário o uso de microscópio para visualizar as estruturas muito pequenas.

Morfológico. Relativo a forma, configuração ou aspecto externo da matéria.

Necrose. Tecido morto em razão da falha na circulação local.

Nervo. Agrupamento de fibras nervosas em feixes, junto com vasos sanguíneos, revestidas por tecido conjuntivo.

Patogênico. Capaz de produzir doenças.

Pressão oncótica. Força osmótica desencadeada pela albumina para manter o líquido no vaso sanguíneo.

Refração. Desvio dos raios luminosos.

RNA. Sob o comando do DNA (que contém todo o material genético); executa a síntese das proteínas no citoplasma.

Septo. Parede que divide duas cavidades.

Somático. Relativo ao corpo, em oposição ao psiquismo.

Terminologia Anatômica

Antiga	Atual
Adenoide	Tonsila faríngea
Alça de Henle	Alça do néfron
Amígdalas	Tonsilas palatinas
Aqueduto cerebral ou de Sylvius	Aqueduto do mesencéfalo
Artéria descendente anterior	Artéria interventricular anterior
Artéria descendente posterior	Artéria interventricular posterior
Artéria gástrica esquerda	Artéria gástrica
Artéria do nó	Artéria atrioventricular
Artéria pulmonar	Artéria do tronco pulmonar
Bacinete	Pelve renal
Canal de Wirsung	Ducto pancreático
Cápsula de Bowman	Cápsula do glomérulo
Conduto papilar (canal principal)	Ducto coletor
Corpúsculos de Malpighi	Glomérulo
Crossa da aorta	Arco da aorta
Cúbito	Ulna
Esfíncter de Oddi	Esfíncter da ampola hepatopancreática
Feixe de His	Fascículo atrioventricular
Fibras de Purkinje	Ramos subendocárdicos
Forame de Monro	Forame interventricular
Glândulas de Cowper	Glândulas bulbouretrais

Terminologia Anatômica

Antiga	Atual
Grandes lábios	Lábios maiores do pudendo
Ilhotas de Langerhans	Ilhotas pancreáticas
Malar	Zigomático
Maxilar inferior	Mandíbula
Maxilar superior	Maxila
Músculo grande dorsal	Músculo latíssimo do dorso
Músculo tríceps da perna	Músculo tríceps sural
Nódulo (nó) sinusal	Nó sinoatrial
Omoplata	Escápula
Osso chato	Osso plano
Ouvido	Orelha
Papila (ampola) de Vater	Ampola hepatopancreática
Pequenos lábios	Lábios menores do pudendo
Perônio	Fíbula
Plano coronal	Plano frontal
Polígono de Willis	Círculo arterial do cérebro
Rótula	Patela
Sistema cardiovetor	Complexo estimulante do coração
Sistema digestivo	Sistema digestório
Tendão de Aquiles	Tendão do calcâneo
Tromboquinase	Ativador da protrombina (PTA)
Trompa de Eustáquio	Tuba auditiva
Trompa de Falópio	Tuba uterina
Túbulo renal contorcido	Túbulo contorcido proximal
Urina primária	Filtrado glomerular
Veia supra-hepática	Veia hepática
Vulva	Pudendo feminino

Distúrbios na Anatomia/ Fisiologia Humana

Capítulo 4

- Ascite: acúmulo de líquido na cavidade peritoneal.
- Edema: retenção de líquido nos tecidos.
- Tumor: células atípicas (anormais) se desenvolvem rapidamente a partir de células normais, e o sistema imunológico não consegue detectar e destruir essas células antes que o seu crescimento se torne descontrolado.
- Tumor maligno ou câncer: inicialmente é localizado, mas à medida que o tumor aumenta, algumas células infiltram-se em outros tecidos e, por meio dos vasos linfáticos e sanguíneos, atingem outras partes do corpo, originando as metástases (disseminação do câncer).
- Tumor benigno ou hiperplasia: crescimento mais lento do que o maligno; não se infiltra em outros tecidos e não produz metástases para outras áreas do corpo.

Capítulo 5

- Convulsão: consequência do comprometimento súbito da atividade elétrica normal do cérebro.
- Doença de Alzheimer: degeneração cerebral, com comprometimento da memória e da capacidade de aprendizagem e autocuidado.
- Doença de Parkinson: alteração no controle e na regulação dos movimentos, o que provoca lentidão, tremor e contração ou rigidez muscular.
- Epilepsia: caracteriza-se por convulsões recorrentes. Causas: traumatismo cranioencefálico, tumor cerebral, plumbismo; idiopática.
- Esclerose múltipla: doença autoimune crônica com destruição da mielina que recobre as fibras nervosas, o que provoca distúrbio na transmissão dos impulsos nervosos.
- Hérnia de disco intervertebral: em virtude da ruptura do disco, o núcleo força o anel fibroso (interior do disco), provocando seu rompimento e gerando dor devido a compressão nervosa.
- Hipertensão intracraniana: aumento na pressão do liquor.
- Meningite: inflamação das meninges provocada mais comumente por bactéria, vírus ou fungos, mas também pode ser causada por quimioterapia, sangramento, câncer.
- Miastenia *gravis*: debilidade e fadiga provocadas por alteração na transmissão neuromuscular dos músculos voluntários.

Capítulo 6

- Catarata: opacificação do cristalino (lente), dificultando a visão.
- Conjuntivite: inflamação da conjuntiva, podendo ser infecciosa, alérgica ou irritativa (química, radiação).
- Glaucoma: aumento da pressão intraocular devido a problemas na drenagem do humor aquoso para o seio venoso.
- Labirintite: alteração no labirinto, estrutura localizada na orelha interna, provocando tontura, zumbido, desequilíbrio à marcha.
- Otite: infecção no canal auditivo ou na orelha média causada por bactérias ou fungos.
- Otosclerose: surdez progressiva causada pela fixação do estribo na janela oval.
- Pterígio: proliferação de tecido da conjuntiva que se estende à córnea. Frequente em pessoas expostas à luz ultravioleta.

Capítulo 7

- Acne: inflamação ou infecção do folículo piloso obstruído pelo sebo.
- Escabiose: infestação cutânea que causa intenso prurido (coceira).
- Hanseníase: doença infecciosa causada por bactéria, que provoca alterações na sensibilidade térmica, tátil e à dor.
- Melanoma maligno: tipo mais grave de câncer de pele.
- Pediculose: infestação por piolhos, principalmente na cabeça, causando intenso prurido.
- Pênfigo: doença autoimune caracterizada pela formação de vesículas na pele e nas mucosas.
- Psoríase: doença caracterizada pela produção acelerada de células epiteliais.
- Vitiligo: doença caracterizada pela perda de pigmentação em determinadas regiões do corpo com formação de grandes áreas com manchas brancas.

Capítulos 8 e 9

- Contusão: lesão dos tecidos moles.
- Distensão muscular: lesão causada por tração, o que provoca uma laceração (ferimento) muscular.
- Distrofia muscular: debilidade e atrofia dos músculos esqueléticos.
- Entorse: estiramento dos ligamentos próximos a articulação.
- Escoliose: deformidade óssea que produz um desvio lateral patológico da coluna vertebral.
- Fratura: quebra anormal na continuidade de um osso.
- Luxação: separação das superfícies articulares entre dois ossos.
- Osteoartrite: doença caracterizada pela degeneração da cartilagem articular, pela calcificação dos ligamentos e pelo espessamento da cápsula e da membrana sinovial.
- Osteomielite: infecção óssea.
- Osteoporose: fragilidade causada por diminuição da densidade mineral óssea.
- Poliomielite ou paralisia infantil: como consequência da infecção por poliovírus, a pessoa pode apresentar comprometimento das raízes motoras, mas com a raiz sensitiva preservada.

Capítulo 10

- AIDS: infecção causada pelo HIV, que destrói os linfócitos T auxiliares, impedindo o sistema imunológico de combater as infecções.
- Anemia: diminuição do número de hemácias e hemoglobina.
- Eritroblastose fetal (doença hemolítica do recém-nascido): doença causada pela destruição das hemácias em razão da incompatibilidade sanguínea materno-fetal para o grupo Rh nas primeiras 48 h de vida. O recém-nascido apresenta pele e mucosas com coloração amarelo-alaranjada.
- Hemofilia: distúrbio na coagulação sanguínea em virtude da ausência, hereditária, de um dos fatores de coagulação.
- Leucemia: doença caracterizada por proliferação ou acúmulo de leucócitos atípicos (anormal), substituindo os leucócitos normais.
- Linfoma: neoplasia de células de origem linfoide.
- Reação hemolítica: reação grave devido a transfusão sanguínea: ocorre quando o sangue do doador é incompatível com o do receptor.

Capítulo 11

- Arritmia: anormalidade no sistema de condução do complexo estimulante do coração, provocando alterações no ritmo e/ou frequência.
- Comunicação interventricular: abertura no septo interventricular, permitindo a passagem de sangue do ventrículo esquerdo para o direito; na interatrial, ocorre a passagem do sangue do átrio esquerdo para o direito.
- Estenose da valva: oclusão progressiva da valva, decorrente do estreitamento do orifício (óstio) valvar.
- Fibrilação: arritmia cardíaca na qual ocorre contração muscular atrial ou ventricular não efetiva por ser uma contratura rápida e desorganizada.
- Infarto agudo do miocárdio: oclusão dos ramos das artérias coronárias, provocando a morte dos tecidos dessa área por causa da falta de irrigação sanguínea.
- Insuficiência da valva: não fechamento completo de valva, resultando em regurgitação de sangue.
- Persistência do canal arterial: doença caracterizada pelo não fechamento do canal arterial fetal (comunicação entre a artéria pulmonar e a aorta) após o nascimento.

Capítulo 12

- Aneurisma: dilatação da parede arterial.
- Aterosclerose: perda da elasticidade e endurecimento da parede vascular.
- Embolia: trombo (êmbolo) que se libertou do ponto de formação, indo ocluir outro vaso sanguíneo.
- Trombose: oclusão de um vaso sanguíneo no seu ponto de formação em virtude de um trombo (coágulo).
- Varizes: veias que se mantêm permanentemente dilatadas, com alterações de suas paredes, válvulas e funções.

Capítulo 13

- Abscesso pulmonar: coleção purulenta decorrente de infecções que destroem o tecido pulmonar.
- Adenoidite: infecção da adenoide (tonsila faríngea); normalmente acompanha amigdalite. Esta infecção não ocorre no adulto, porque as adenoides involuem durante e após a puberdade.
- Amigdalite: infecção causada pela infecção nas amígdalas (tonsilas palatinas).
- Empiema pleural: acúmulo de secreção purulenta no espaço pleural.
- Pneumotórax: acúmulo anormal de ar na cavidade pleural.

Capítulo 14

- Apendicite: infecção do apêndice vermiforme.
- Cálculos biliares: pequenos cristais formados por resíduos de bilirrubina, cálcio etc., localizados na vesícula biliar ou no colédoco.
- Diverticulite: inflamação do divertículo que se forma na camada muscular do intestino grosso no formato de uma hérnia.
- Fístula anal: conhecida como úlcera anal crônica, causada por fezes endurecidas ou fezes diarreicas de pH muito ácido e outros fatores.
- Gastrite: inflamação da mucosa do estômago provocada por hábitos alimentares inadequados, pela bactéria *Helicobacter pylori* ou pelo uso de medicamentos.
- Hemorroida: veias varicosas na região anorretal, originadas por aumento da pressão venosa da veia hemorroidária.
- Hérnia de hiato: protrusão de parte do estômago para o tórax por meio de uma abertura no diafragma.
- Hipertensão portal: aumento da pressão na veia porta.
- Pólipos: tumorações benignas da mucosa intestinal, sendo consideradas lesões pré-cancerígenas.
- Retocolite ulcerativa: doença inflamatória do colo, originando ulcerações na parede intestinal.
- Úlcera gástrica: escavação na parede do estômago que pode ser causada por acidez do ácido clorídrico, ação das enzimas digestivas ou ação de uma bactéria.

Capítulo 15

- Cistite: inflamação da bexiga.
- Glomerulonefrite: reação inflamatória nos glomérulos.
- Hidronefrose: aumento da pressão no rim e refluxo da urina, causada por obstrução nas vias de eliminação.
- Hipertrofia benigna da próstata: aumento da próstata, causando estreitamento da uretra prostática e pressão na bexiga, o que dificulta a passagem normal da urina.
- Nefroptose: queda ou deslocamento do rim, tornando-o móvel.
- Síndrome nefrótica: lesão grave da membrana capilar glomerular que provoca redução de albumina no sangue, aumento de proteína na urina e edema (inchaço).
- Urolitíase: presença de cálculos no sistema urinário.

Capítulo 16

- Cervicite: processo inflamatório agudo ou crônico do colo uterino.
- Cisto de ovário: tumor com conteúdo líquido ou pastoso em um ou em ambos os ovários.
- Cistocele: deslocamento da bexiga para o canal vaginal em razão de traumatismo obstétrico e relaxamento dos músculos do assoalho pélvico. Retocele é o deslocamento do reto para o canal vaginal.
- Displasia mamária: alteração benigna nos tecidos da mama; está relacionada, normalmente, com disfunção hormonal.
- Endometriose: doença caracterizada pela existência de tecido endometrial fora da cavidade uterina, ou seja, fora de sua sede normal.
- Fimose: caracteriza-se pela dificuldade ou impossibilidade de retrair o prepúcio sobre a glande.
- Gravidez ectópica: condição na qual o óvulo fertilizado implanta-se fora da cavidade uterina.
- Hidrocele: acúmulo anormal de líquido no escroto.
- Mioma ou fibroma: tumor benigno no miométrio.
- Prolapso de útero: deslocamento do útero para o canal vaginal em virtude do relaxamento dos músculos do assoalho pélvico e dos ligamentos uterinos.
- Salpingite: processo inflamatório agudo ou crônico nas tubas uterinas.
- Varicocele: dilatação, alongamento e tortuosidade das veias do cordão espermático, causados por ausência de válvula venosa ao longo do seu trajeto.

Capítulo 17

- Diabetes melito: doença causada por deficiência ou ausência da produção de insulina pelo pâncreas, o que resulta em concentração excessiva de glicose no sangue.
- Diabetes insípido: doença provocada pela diminuição na secreção do hormônio antidiurético, provocando grande volume de urina e sede excessiva.
- Doença de Addison: também conhecida como insuficiência adrenocortical primária crônica e resulta da distribuição progressiva das células do córtex das glândulas.
- Hipertireoidismo: crescimento da tireoide (bócio) devido a nódulos ou ao aumento difuso da glândula.
- Hipotireoidismo: disfunção da tireoide, associada a redução na produção de seus hormônios.
- Síndrome de Cushing: níveis altos de hormônios corticais da suprarrenal causados pela ingestão de medicamento contendo o hormônio cortisona ou pela secreção excessiva desse hormônio; é o oposto da doença de Addison.

Respostas às Figuras dos Exercícios

Capítulo 1

Figura: 1 – plano frontal; 2 – plano transverso; 3 – plano mediano; 4 – plano sagital.

Capítulo 4

Figura: 1 – corpo celular do neurônio; 2 – dendritos; 3 – axônio sem bainha de mielina; 4 – axônio com bainha de mielina; 5 – local de sinapse na arborização terminal do axônio; 6 – neurilema; 7 – núcleo de uma célula de Schwann; 8 – nodo (nó) de Ranvier; 9 – bainha de mielina; 10 – axônio.

Capítulo 5

Figura: 1 – dura-máter; 2 – espaço subdural; 3 – espaço subaracnóideo; 4 – ventrículo lateral; 5 – substância cinzenta; 6 – substância branca; 7 – raiz posterior do nervo cervical; 8 – raiz anterior do nervo cervical; 9 – gânglio sensitivo do nervo espinal.

Capítulo 6

Figura 1: 1 – córnea; 2 – humor aquoso; 3 – íris; 4 – conjuntiva; 5 – corpo ciliar; 6 – pálpebra superior; 7 – cristalino (lente); 8 – pupila; 9 – pálpebra inferior; 10 – esclerótica; 11 – coroide; 12 – retina; 13 – nervo óptico; 14 – disco do nervo óptico.

Figura 2: 1 – onda sonora; 2 – pavilhão auditivo; 3 – meato acústico externo; 4 – membrana do tímpano; 5 – martelo; 6 – bigorna; 7 – cavidade timpânica; 8 – estribo; 9 – janelas oval e redonda; 10 – tuba auditiva; 11 – orelha interna; 12 – canais semicirculares; 13 – nervo vestibular; 14 – nervo coclear; 15 – cóclea.

Capítulo 7

Figura: 1 – epiderme; 2 – derme; 3 – subcutâneo ou hipoderme; 4 – papilas da derme; 5 – capilares arteriais e venosos; 6 – pelo; 7 – folículo piloso; 8 – músculo eretor do pelo; 9 – glândula sebácea; 10 – glândula sudorípara; 11 – poro sudorífero; 12 – receptores táteis/terminações nervosas táteis.

Capítulo 8

Figura: 1 – coluna vertebral; 2 – costelas; 3 – esterno; 4 – ílio; 5 – ísquio; 6 – púbis; 7 – fêmur; 8 – patela; 9 – tíbia; 10 – fíbula; 11 – tarso; 12 – metatarso; 13 – falanges; 14 – clavícula; 15 – escápula; 16 – úmero; 17 – rádio; 18 – ulna; 19 – carpo; 20 – metacarpo; 21 – falanges.

Capítulo 9

Figura: 1 – esternocleidomastóideo; 2 – peitoral menor; 3 – peitoral maior; 4 – serrátil; 5 – oblíquo externo do abdome; 6 – oblíquo interno do abdome; 7 – reto do abdome; 8 – sartório; 9 – quadríceps femoral; 10 – tibial anterior; 11 – fibular; 12 – deltoide; 13 – bíceps; 14 – braquiorradial; 15 – pronador; 16 – trapézio; 17 – romboide; 18 – grande dorsal; 19 – glúteo; 20 – bíceps femoral; 21 – tríceps sural; 22 – tríceps braquial.

Capítulo 11

Figura: 1 – nó sinoatrial; 2 – nó atrioventricular; 3 – fascículo atrioventricular; 4 – ramos subendocárdicos; 5 – átrio direito; 6 – átrio esquerdo; 7 – ventrículo direito; 8 – ventrículo esquerdo; 9 – valva atrioventricular direita (tricúspide); 10 – valva atrioventricular esquerda (mitral); 11 – músculo papilar; 12 – cordas tendíneas; 13 – veia cava superior; 14 – veia cava inferior.

Capítulo 12

Figura: 1 – A. carótida comum esquerda; 2 – V. jugular interna direita; 3 – A. subclávia direita; 4 – V. subclávia direita; 5 – V. braquiocefálica direita; 6 – V. ázigo; 7 – V. cava superior; 8 – parte ascendente da aorta; 9 – Aa. coronárias direita e esquerda; 10 – V. e A. intercostais posteriores; 11 – Vv. hepáticas; 12 – V. cava inferior; 13 – V. renal direita; 14 – A. mesentérica superior; 15 – V. e A. testiculares ou ováricas direita; 16 – V. ilíaca comum esquerda; 17 – A. ilíaca comum direita; 18 – A. ilíaca externa direita; 19 – A. vertebral esquerda; 20 – V. jugular externa esquerda; 21 – V. braquiocefálica esquerda; 22 – V. subclávia esquerda; 23 – V. e A. torácicas internas esquerdas; 24 – A. subclávia esquerda; 25 – arco da aorta; 26 – parte descendente da aorta parte torácica da aorta; 27 – tronco celíaco; 28 – A. e V. renais esquerdas; 29 – V. testicular ou ovárica esquerda; 30 – A. testicular ou ovárica esquerda; 31 – parte abdominal da aorta; 32 – A. mesentérica inferior; 33 – A. ilíaca comum esquerda.

Capítulo 13

Figura: 1 – cavidade nasal; 2 – faringe; 3 – laringe; 4 – esôfago; 5 – traqueia; 6 – brônquio; 7 – lobo superior do pulmão esquerdo; 8 – lobo inferior do pulmão esquerdo; 9 – lobo superior do pulmão direito; 10 – lobo médio; 11 – lobo inferior do pulmão direito.

Capítulo 14

Figura: 1 – boca; 2 – esôfago; 3 – laringe; 4 – estômago; 4A – cárdia; 4B – fundo; 4C – corpo; 4D – piloro; 5 – fígado; 6 – vesícula biliar; 7 – colédoco; 8 – pâncreas; 9 – ducto pancreático; 10 – duodeno; 11 – jejuno e íleo; 12 – apêndice vermiforme; 13 – ceco; 14 – colo ascendente; 15 – colo transverso; 16 – colo descendente; 17 – sigmoide; 18 – reto; 19 – ânus.

Capítulo 15

Figura: 1 – cápsula fibrosa; 2 – córtex renal; 3 – artéria renal; 4 – veia renal; 5 – pelve renal; 6 – ureter; 7 – cálices renais.

Capítulo 16

Figura 1: 1 – testículo; 2 – escroto; 3 – epidídimo; 4 – ducto deferente; 5 – ureter; 6 – glândula (vesícula) seminal; 7 – próstata; 8 – uretra; 9 – ducto ejaculatório; 10 – glândula bulbouretral; 11 – corpo esponjoso do pênis; 12 – corpo cavernoso do pênis; 13 – glande do pênis; 14 – meato urinário/óstio externo da uretra.

Figura 2: 1 – ovário; 2 – tuba uterina; 3 – útero; 4 – escavação retouterina; 5 – vagina; 6 – pudendo feminino (vulva).

Bibliografia

Dangelo JG, Fattini CA. Anatomia humana básica. São Paulo: Livraria Atheneu, 2002.

Guyton AC. Tratado de fisiologia médica. 9ª ed. Rio de Janeiro: Guanabara Koogan, 1996.

Herlihy B, Maebius N. Anatomia e fisiologia do corpo humano saudável e enfermo. São Paulo: Manole, 2002.

Jacob SW, Francone CA. Anatomia e fisiologia humana. Rio de Janeiro: Guanabara Koogan, 1990.

Kawamoto EE. Enfermagem em clínica cirúrgica. São Paulo: EPU, 2010.

Smeltzer S, Bare B. Tratado de enfermagem médico-cirúrgica. Rio de Janeiro: Guanabara Koogan, 1994.

Tomita RY. Atlas visual compacto do corpo humano. São Paulo: Rideel, 1999.

Tortora GJ, Derrickson B. Corpo humano: fundamentos de anatomia e fisiologia. 8ª ed. Porto Alegre: Artmed, 2012.

Wolf-Heidegger. Atlas de anatomia humana. Vol. 1 e 2. [editora] Kopf-Maier Petra. Rio de Janeiro: Guanabara Koogan, 2006.

http://sexoseintersexualidade.blogspot.com.br/2013/04/classificacao-dos-caracteres-sexuais.html. Acesso em 8/5/2015.

Índice Alfabético

A

Abdução, 70
Acetilcolina, 34
Ácido clorídrico, 123
Actina, 79
Adeno-hipófise, 147
Adiuretina, 147
Adrenalina, 148
Adrenocorticotrófico, hormônio, 147
Adução, 70
Água, 79, 122
Albumina, 86
Alça de retroalimentação, 16
Aldosterona, 133, 148
Alterações visuais, 48
Amilase, 124, 126
Anatomia
- da orelha, 48
- do olho, 45
- humana, 3
Andrógeno, 148
Anexos da pele, 55
Antebraço, 4
Antidiurético, 147
Aorta
- abdominal, 101
- parte ascendente, 100
- parte descendente, 101
Aracnoide-máter, 34
Arco da aorta, 100

Artérias, 99
- renais, 134
Articulação, 66
- coxofemoral, 69
- do calcanhar, 69
- do cotovelo, 69
- do joelho, 69
- do ombro, 69
- do pulso, 69
- sacroilíaca, 69
- temporomandibular, 69
Astigmatismo, 48
Atividade mecânica dos músculos, 74
Átrio
- direito, 92
- esquerdo, 92
Audição, 48
Automatismo do coração, 95
Axônio, 27

B

Baço, 107
Bainha de mielina, 27
Bexiga, 134
Bicarbonato, 16
Bíceps
- braquial, 81
- femoral, 78
Bile, 125
Biorritmo, 146

Índice Alfabético

Biotipo, 4
Bomba de sódio-potássio, 22
Braço, 4
Braquial, 81
Braquiorradial, 82
Brônquios, 111
Bucinador, 75
Bulbo, 37
- ocular, 45
Bulhas cardíacas, 93

C

Cabeça, 4
Cálcio, 16
Cálices renais, 131
Calota craniana, 35
Câmaras cardíacas, 91
Capacidade
- de ventilação pulmonar, 112
- vital, 112
Capilares, 104
Carótida comum esquerda, 101
Cartilagem, 58
Cavidade(s)
- abdominal, 4
- bucal, 119
- do corpo humano, 4, 14
- do crânio, 4
- nasal, 110
- pélvica, 4, 5
- pneumática da mastoide, 48
- torácica, 4
- vertebral, 4
Centro de controle, 16
Cerebelo, 37
Cérebro, 35
Ciclo cardíaco, 93
Citologia, 19
Citoplasma, 19
Coagulação sanguínea, 86
Colecistocinina, 151
Constituição do corpo humano, 4
Controle do coração pelo sistema nervoso, 95
Controle pelo sistema nervoso central, 146
Coração, 91
Córnea, 47
Coroide, 46
Corpo lúteo, 141
Corpúsculos de Nissl, 27
Cortisol, 146

Cortisona, 148
Cotovelo, 4
Coxa, 4
Crescimento, 15
Cristalino, 47
Cromossomo, 20
Curtos, ossos, 58

D

Deltoide, 81
Dentina, 122
Derme, 53, 54
Diencéfalo, 36
Diferenciação, 15
Difusão, 21
Disco óptico, 46
Divisão(ões)
- celular, 21
- do corpo humano, 4
Dor, 44, 45
Dorso, 4
Ducto(s)
- ejaculatórios, 138
- linfático direito, 107
- torácico, 107
Duodeno, 123
Dura-máter, 34

E

Efetores, 16
Elástica, cartilagem, 25
Eletrólitos, 16
Encéfalo, 35
Endorfinas, 34
Enteroquinase, 124
Enzima
- lipase, 123
- pepsina, 122
- renina, 123
Epiderme, 53
Epidídimos, 138
Epinefrina, 34, 148
Epitélio pavimentoso, 23
Equilíbrio, 48
- acidobásico, 17
- eletrolítico, 16
- hídrico, 16
Eritrócitos, 84
Eritropoetina, 151
Escaleno, 75

Índice Alfabético

Esclera, 45
Esôfago, 122
Espaço
- intravascular, 21
- subaracnóideo, 34
- subdural, 34
Esternocleidomastóideo, 75
Estômago, 122
Estrabismo, 48
Estrógeno, 148
Estrutura e função das células, 19
Etnias, 4
Evolução, 4
Extensão, 70

F

Fagocitose, 20
Faringe, 48, 110, 122
Fáscia, 79
Fator(es)
- atrial natriurético, 133
- de variação anatômica, 3
- intrínseco, 123
- natriurético atrial, 151
Fecundação, 142
Fibra(s)
- colágena, 24
- elástica, 24
- pré-ganglionar, 41
- reticulares, 24
Fibrocartilagem, 25
Fibrosa, cartilagem, 25
Fígado, 124
Filtração, 22
Filtrado glomerular, 134
Fisiologia
- cardíaca, 93
- da audição, 49
- da ovulação e da menstruação, 140
- da respiração, 111
- da visão, 47
- do equilíbrio, 50
- do sistema genital masculino, 138
- dos rins, 133
- humana, 3, 13
Flexão, 70
Folículo piloso, 55
Formação reticular, 38
Frontal, lobo, 36
Função

- integradora, 34
- motora, 34
- sensitiva, 34

G

Gamaglobulina, 86
Gastrina, 151
Glândula(s)
- bulbouretrais, 138
- mamárias, 142
- pineal, 150
- salivares, 121
- sebáceas, 55
- sudoríferas, 55
Glicogênio, 79
Glomérulo, 130
Glúteos, 78
Gônadas, 148
Gonadotrófico, hormônio, 147
Grande denteado, 77
Granulócitos, 85
Grupo(s)
- ABO, 87
- sanguíneos, 87
Gustação, 45

H

Hialina, cartilagem, 25
Hidrocortisona, 148
Hióideos, 75
Hipermetropia, 48
Hipoderme, 55
Hipófise, 147
Hipotálamo, 36, 147
Histologia básica, 23
Homeostase, 15
Hormônio(s)
- antidiurético, 133
- do crescimento, 147
- tireoidianos, 150
Humor
- aquoso, 47
- vítreo, 47

I

Idade, 3
Íleo, 124
Ílio, 64
Iliopsoas, 78
Intestino

- delgado, 123
- grosso, 126
Íris, 46
Irregulares, ossos, 58
Ísquio, 65

J
Jejuno, 124
Joelho, 4

L
Labirinto, 48
Lactase, 126
Lactogênio, 147
Laminar, osso, 58
Laringe, 110, 111
Latíssimo do dorso, 76
Leucócitos, 85
- agranulócitos, 85
Linfócitos, 86
Língua, 121
Lipase, 124, 126
Líquido
- cefalorraquidiano ou cerebroespinal, 34
- corporal, 21
Liquor, 34, 37
Longos, ossos, 58

M
Mácula lútea, 46
Magnésio, 16
Maltase, 124, 126
Mão, 4
Masseter, 75
Medula
- espinal, 38, 39
- óssea, 59
Membrana celular, 19, 22
Membros
- inferiores, 4
- superiores, 4
Meninges da medula espinal, 35
Menstruação, 140
Mesencéfalo, 37
Metabolismo, 15, 20
Miopia, 48
Miosina, 79
Monócitos, 85
Movimentos articulares, 70
Muco gástrico, 123

Musculatura
- esquelética estriada, 26
- estriada cardíaca, 26
- lisa ou visceral, 26
Músculos
- da cabeça e do pescoço, 75
- do tronco, 76
- dos membros inferiores, 78
- dos membros superiores, 80

N
Nervos
- cranianos, 40
- espinais, 40
Neurofibrilas, 27
Neuróglias, 26
Neurônio(s), 27
- do encéfalo e da medula espinal, 35
Neutrófilos, 85
Noradrenalina, 148
Norepinefrina, 34, 148
Nós (ou nodos) de Ranvier, 27
Nuca, 4
Núcleo, 19

O
Oblíquos interno e externo do abdome, 78
Occipital, lobo, 36
Ocitocina, 147
Olfato, 45
Orelha
- externa, 48
- interna, 48
- média, 48
Organização funcional, 13
Órgãos acessórios do olho, 47
Osmose, 21
Ossos, 58
- da cabeça, 59
- da caixa torácica, 63
- da coluna vertebral, 62
- do crânio, 60
- do membro inferior, 64
- do membro superior, 65
Ovários, 139
Ovulação, 140
Óvulo, 141

Índice Alfabético

P
Palato, 121
Pâncreas, 125, 149
Paratireoides, 150
Paratormônio, 133
Parietal, lobo, 36
Pé, 4
Peitoral maior, 77
Pele, 53
Pelos, 55
Pelve renal, 131
Pênis, 138
Peptidases, 124
Periósteo, 59
Peritônio, 139
Perna, 4
Pescoço, 4
pH, 17
Pia-máter, 34
Plano(s)
- frontais, 8
- mediano, 7
- sagitais, 7
- transversos, 8
Plaquetas, 86
Plexo
- braquial, 41
- cervical, 41
- lombossacral, 41
Polpa, 122
Posições anatômicas, 8, 10
Potássio, 16
Presbiopia, 48
Processo(s)
- articular vertebral, 69
- vitais, 15
Prolactina, 147
Pronador redondo, 82
Prostaglandina, 151
Próstata, 138
Púbis, 65
Pulmões, 111
Punho, 4

Q
Quadríceps femoral, 78
Quiasma óptico, 46
Quimotripsina, 126

R
Receptor(es), 16
- externo, 44
- interno, 44
Regiões abdominopélvicas, 5
Relação sexual feminina, 141
Renina, 134, 151
Reprodução, 15
- celular, 21
Responsividade, 15
Retina, 46
Reto do abdome, 78
Retroalimentação negativa, 146
Rins, 130
Romboide, 76
Rotação, 70

S
Sacarase, 126
Sartório, 78
Secreção dos hormônios, 146
Secretina, 151
Serotonina, 34
Serrátil anterior, 77
Sexo, 3
- intersexualidade e, 149
Sistema(s)
- cardíaco, 14, 91
- de circulação sanguínea, 93
- de retroalimentação, 16
- digestório, 14, 119
- endócrino, 14, 146
- esquelético, 14, 58
- genital, 14, 136
- - feminino, 139
- - masculino, 136
- límbico, 38
- linfático, 105
- muscular esquelético, 14, 73
- nervoso, 13, 33
- - autônomo, 41
- - central, 34
- - periférico, 40
- orgânicos, 13
- respiratório, 14, 110
- sanguíneo, 14, 84
- sensorial, 13
- tegumentar, 14, 53
- urinário, 14, 130
- vascular, 14, 99

Sódio, 16
Somatotrófico, hormônio, 147
Sono, 38
Sons cardíacos, 93
Subclávia esquerda, 101
Subcutâneo, 55
Substâncias
- de defesa, 87
- intercelulares, 21
- minerais, 79
Suco pancreático, 126
Suprarrenais, 148

T
Tálamo, 36
Tato, 44
Tecido(s)
- conjuntivo, 24, 28
- - adiposo, 25
- - cartilaginoso, 25
- - elástico, 25
- - fibroso, 25
- - frouxo, 24
- - ósseo, 25
- - reticular ou hematopoético, 25
- epitelial, 23
- humanos, 28
- linfoide, 25
- mieloide, 25
- muscular, 26
- nervoso, 26
Temporal, lobo, 36
Tendão, 79
Testículos, 136
Timo, 150
Tireoestimulante, hormônio, 147
Tireoide, 149
Tireotrófico, hormônio, 147
Tireotrofina, 147
Tiroxina, 150
Tórax, 4
Tornozelo, 4
Trabalho cardíaco, 95

Transmissor, 44
Transverso do abdome, 77
Trapézio, 76
Traqueia, 110, 111
Tri-iodotironina, 150
Tríceps braquial, 81
Tripsina, 126
Troca gasosa, 116
Tronco, 4
- braquiocefálico, 101
- celíaco, 101
- encefálico, 36
Tubas uterinas, 139
Túbulos renais, 131

U
Unhas, 55
Ureteres, 134
Uretra, 134, 138
Útero, 139

V
Vagina, 139
Valvas
- atrioventriculares, 93
- cardíacas, 92
Válvulas semilunares, 93
Variações anatômicas, 3
Veia(s), 103
- cardíacas, 104
- cava inferior, 104
- cava superior, 103
- porta, 104
Ventrículo(s)
- cerebrais, 37
- direito, 92
- esquerdo, 92
Vesículas seminais, 138
Vias urinárias, 134
Visão, 45
Volume
- circulante, 112
- residual, 112